JN095314

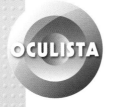

編集企画にあたって…

　緑内障は中途失明原因第一位の眼疾患であり，失明患者が現在も増加しています．その診療においては，新しい検査機器の導入，点眼薬の種類の増加，新たな手術術式の導入などにみられるように，変化が著しい領域です．緑内障の治療が主にかかりつけ医で行われているという現状から，プライマリーケアに携わる多くの眼科医師に向けて，治療の進歩について紹介すると同時に，治療の過程で陥りやすい罠についてわかりやすくまとめたいというねらいで本特集を企画いたしました．

　緑内障は視野障害の進行が緩徐であるため，常に外来診療の検査結果を短時間で正確に判断し，適切な診断，適切な進行判定，それに基づいた適切な治療の開始・治療方針の変更など，必要なアクションに繋げていくことが求められます．しかしながら，治療における各段階に特有のピットフォールがあり，その重なり合いから患者の不利益が生じることも多いのです．

　まず，緑内障診断は OCT を活用して，障害部位と視野異常との対応を確認することで行われます．ここで陥りやすい間違いについて解説しております．診断においては病型の決定や鑑別も肝要であることから，見逃されやすい隅角病変，さらに頭蓋内疾患についてもまとめました．

　主たる治療方法は，唯一エビデンスのある眼圧下降治療であり，多数の点眼薬が用いられていますが，その効果や副作用について整理しました．一方，日本人の患者には治療によって眼圧が十分に低下しても，もしくは眼圧が正常でも視野障害が進行する症例も多数みられます．その背景にある，近視との関連や全身疾患との関連についても述べております．

　治療を開始してからは，緑内障進行を正しく判定するのが眼科医の重要な仕事です．危険因子を意識しながら，視野や OCT により進行を見極めるためのポイントをまとめました．

　そして，手術については，緑内障に対する早期手術をどのように考えるか，新たに登場した侵襲の少ない術式の解説と合わせてまとめました．また，高齢の緑内障患者においては，白内障を併発している割合が高いとされることから，緑内障患者の白内障手術に関する注意点も解説しております．

　緑内障の診断から治療まで一気通貫した本特集を，眼科医師一人一人の緑内障診療の質向上に役立ててもらえることを心より願っております．

2020 年 5 月

中澤　徹

KEY WORDS INDEX

WRITERS FILE

有村　尚悟
（ありむら　しょうご）

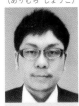

2010年	浜松医科大学卒業
2012年	臨床初期研修終了
	福井大学医学部附属病院眼科入局
2018年	同大学大学院博士課程修了
	同大学附属病院，助教

酒井　寛
（さかい　ひろし）

1993年	琉球大学卒業
1997年	同大学，助手
2000年	同大学医学部附属病院，助手
2003年	イリノイ大学シカゴ校留学
2006年	琉球大学医学部附属病院，講師
2015年	同大学，准教授
2019年	浦添さかい眼科

檜森　紀子
（ひもり　のりこ）

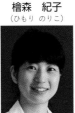

2004年	秋田大学卒業
2007年	東北大学眼科入局
2009年	同大学大学院医学系研究科入学
2013年	同科卒業
	同大学病院，助教

飯川　龍
（いいかわ　りゅう）

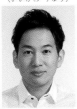

2013年	新潟大学卒業
2015年	同大学眼科入局
2020年	同大学大学院博士課程修了

坂本　麻里
（さかもと　まり）

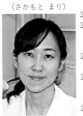

2003年	神戸大学卒業
	同大学医学部付属病院
2004年	兵庫県立柏原病院
2005年	神戸大学医学部附属病院
	産休・育休
2010年	神戸大学医学部付属病院
2018年	同大学大学院医学研究科外科系講座眼科学分野，助教
2019年	同科博士課程修了

本庄　恵
（ほんじょう　めぐみ）

1995年	京都大学卒業
	同大学眼科入局
2001年	同大学大学院修了
	同大学医学部附属病院眼科，助手
2004年	北野病院眼科，副部長
2006年	京都大学医学部附属病院眼科，助教
2007年	東京都健康長寿医療センター
2015年	東京大学眼科，講師
2019年	同，准教授

井上　俊洋
（いのうえ　としひろ）

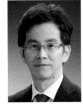

1997年	熊本大学卒業
	同大学医学部附属病院
	熊本労災病院，研修医
1999年	北里大学眼科（国内留学）
2001年	高千穂町国民健康保険病院眼科
2006年	熊本大学大学院博士課程修了
	Duke University Eye Center，リサーチフェロー
2008年	熊本大学眼科，助教
2011年	同，講師
2019年	同，教授

中澤　徹
（なかざわ　とおる）

1995年	東北大学卒業
2002年	同大学大学院医学系研究科外科学専攻眼科学分野卒業
	公立刈田病院，眼科長
2003年	米国マサチューセッツ眼耳病院，リサーチレジデント
2006年	東北大学医学部付属病院，助手
2007年	同大学病院，講師
2009年	同大学大学院視覚先端医療学寄付講座，准教授
2011年	同大学院医学系研究科眼科学分野，教授

横山　悠
（よこやま　ゆう）

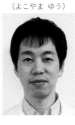

2004年	東北大学卒業
2006年	同大学眼科入局
2008年	石巻赤十字病院眼科
2010年	東北大学病院眼科
2011年	同大学大学院
2015年	同大学院眼科，助教
2019年	同，院内講師

新田　耕治
（にった　こうじ）

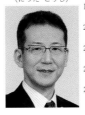

1991年	富山医科薬科大学卒業
1993年	同大学眼科，助手
1997年	福井県済生会病院眼科，医長
2006年	金沢大学大学院医学博士取得
2012年	福井県済生会病院眼科，部長
2013年	金沢大学眼科，臨床准教授（学外）
2016年	同，臨床教授（学外）

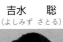
吉水　聡
（よしみず　さとる）

2012年	京都大学医学部卒業
	日本赤十字社和歌山医療センター，臨床研修医
2014年	神戸市立医療センター中央市民病院眼科
2017年	神戸市立神戸アイセンター病院

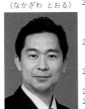
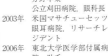

ここまでできる緑内障診療

編集企画／東北大学教授　中澤　徹

Monthly Book
OCULISTA

編集主幹／村上 晶　高橋 浩

CONTENTS

No.87 / 2020.6 ◆目次

「OCULISTA」とはイタリア語で眼科医を意味します．

前付 5

美容外科手術
—合併症と対策—

■ 著　酒井成身　国際医療福祉大学三田病院形成外科　元教授
　　　酒井成貴　慶應義塾大学医学部形成外科　助教

2020年4月発行　ハードカバーA4判　296頁　定価（本体価格20,000円＋税）

著者の約 50 年間の経験から厳選した 332 症例を、1,600 点超の 写真・シェーマとともに、収録！！

「美容外科手術」のエッセンスと「合併症」への
対策・対応を伝授した必携の一冊です！
症例タイトルから探せる、
使いやすい症例目次付き！

2020年
4月発行

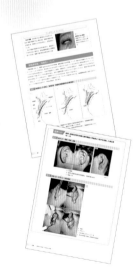

主な目次

- Ⅰ　眼　瞼
- Ⅱ　鼻
- Ⅲ　顔面輪郭
- Ⅳ　耳
- Ⅴ　乳　房
- Ⅵ　余剰皮膚・脂肪切除術、
  　上下肢・腹部・殿部形成術
- Ⅶ　臍
- Ⅷ　陰　部
- Ⅸ　美容皮膚科
  症例目次
  索　引

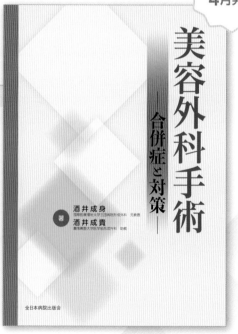

全日本病院出版会　〒113-0033 東京都文京区本郷 3-16-4　Tel:03-5689-5989
www.zenniti.com　Fax:03-5689-8030

MB OCULI. No. 87：1−14, 2020

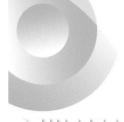

特集／ここまでできる緑内障診療

緑内障画像診断において陥りやすい間違いを理解する

飯川 龍[*1] 福地健郎[*2]

Key Words： 光干渉断層計（optical coherence tomography：OCT），緑内障（glaucoma），アーチファクト（artifact），乳頭周囲網膜神経線維層（circumpapillary retinal nerve fiber layer：cpRNFL），網膜神経節細胞複合体（ganglion cell complex：GCC）

Abstract： 緑内障の形態異常を検出する方法として光干渉断層計（OCT）は広く一般臨床に普及している．誰でも簡便に定量的なデータが得られるという利点はあるが，OCT 撮影画像にはさまざまなアーチファクトが含まれている可能性があり，結果の解釈には注意を要する．結果を過信し，間違いを含んだ状態で結果を読んでしまうと，誤った診断をしてしまう．機械（OCT）が間違えた所見（アーチファクト）を判別，除外するのは我々眼科医の眼である．OCT の結果を正しく読むことができれば，人間の眼と同様またはそれ以上の役割を果たしてくれる有用なツールになりうる．本稿では，さまざまなアーチファクトを「不適切な撮影によるアーチファクト」，「OCT の判定ミスによるアーチファクト」，「確率マップ（significance map）の限界によるアーチファクト」，「緑内障以外の疾患によるアーチファクト」に分け，実例を用いて解説する．

はじめに

緑内障診断では形態（視神経乳頭の直接的な観察や OCT）と機能（視野）を総合的に判断することになるが，網膜神経線維層欠損の検出においては，検眼鏡や眼底写真等よりも光干渉断層計（OCT）を用いた観察のほうが有用との報告もあり[1]，OCT は視神経乳頭所見や眼底写真と同様の重要性を持つ検査という地位が確立されてきている．さらに，近年は OCT 画像での診断が重要となる前視野緑内障（PPG）という概念の登場により，その役割はますます高まっている[2]．OCT は異常を検出する能力には優れるが，その反面，OCT で異常となるのは緑内障に限らず，撮影の段階で生じるさまざまなアーチファクトにより結果は修飾される．よって OCT 単独での診断というのは不可能であり，OCT を緑内障診断と経過観察に使うためには，我々が「OCT を含めた眼底所見を読む能力」と「OCT が間違えた所見を正確に読む能力」の両方を備えておく必要がある．

正確な画像撮影とアーチファクトの除外

OCT の結果を読み始める前に，まずはその画像が正確に測定できているか，アーチファクトがなく読む価値のある画像かどうかを確認する必要がある．この前提をクリアしていない画像をいくら読んでも，臨床的な価値は低いと言わざるをえない．Asrani ら[3]は緑内障の連続症例 277 例の OCT 撮影画像において，15.2〜36.1％で何らかのアーチファクトが生じていたと報告している．本稿では，さまざまなアーチファクトを「不適切な撮影によるアーチファクト」，「OCT の判定ミス

*1 Ryu IIKAWA，〒951-8510　新潟市中央区旭町通一番町 757　新潟大学大学院医歯学総合研究科生体機能調節医学専攻感覚統合医学大講座眼科学分野
*2 Takeo FUKUCHI，同，教授

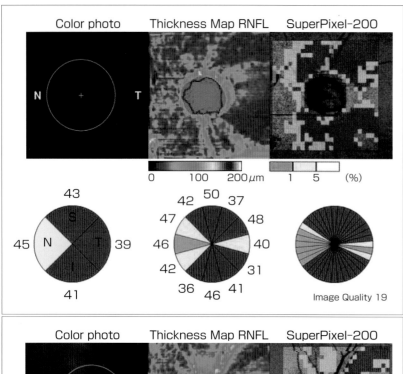

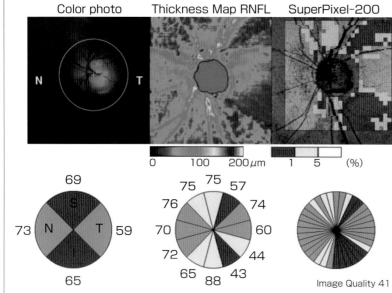

図 1.
a：瞳孔径が小さいために無散瞳の
　状態では IQ＝19 であり，信頼性の
　ある結果とは言えない．
b：散瞳すると IQ＝41 に改善し，正
　確な結果が得られる．

によるアーチファクト」，「確率マップ(signifi-
cance map)の限界によるアーチファクト」，「緑内
障以外の疾患によるアーチファクト」に分け，図
とともに解説を行い，読者が緑内障画像診断にお
いて陥りやすい間違いを理解する一助としたい．
医師だけでなく撮影者にも必須の知識であり，
アーチファクトを含む画像が医師の手に渡る前
に，検査の段階で除外，修正されているような状
況が理想である．

不適切な撮影によるアーチファクト

1．撮影画像の信頼性，質の低下

　撮影された OCT 画像でまず確認すべきは，そ
の画像の信頼性の指標である．TOPCON 社では
Image Quality(IQ)，NIDEK 社では signal
strength index(SSI)，ZEISS 社では signal
strength(SS)といったように機種により呼称が異
なるが，それぞれの許容範囲を確認しておく必要

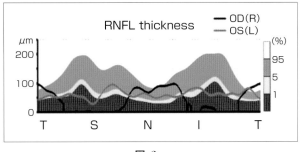

図 2.
網膜神経線維層(RNFL)厚が 0 μm になっている領域が
数か所ある.

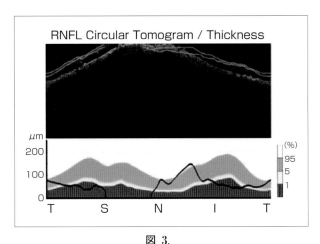

図 3.
解析領域に撮影画像が収まらず, 解析できていない.

がある. これらは瞳孔径, 中間透光体, 固視状況
等により左右され, 画像の質が低下すると網膜内
層厚が本来よりも薄く表示されることがあり[4],
そもそもこの基準を満たさない限り診断的価値は
低い. 許容範囲に達しない場合は再撮影を行う
等, 検査技師に対する指導も必要である. 時には
散瞳して撮影を行う必要もあるだろう. 図 1 に瞳
孔径が小さいために IQ が低い症例を提示する.
無散瞳では IQ が低いが, 散瞳することによって
IQ が十分な値まで改善し, 無散瞳の状態では網膜
内層厚が本来よりも薄く計測されているのがわか
る. このように信頼性の低い画像では OCT の結
果を過大評価する可能性があるので注意が必要で
ある.

2. マップでの厚みが 0 μm

視野感度は悪化すれば 0 になることはあるが,
OCT で測定される網膜内層厚は緑内障の進行と
ともにいつまでも菲薄化し続けることはなく, あ
るところで底打ちとなる(floor effect). 網膜内層
には神経成分以外のもの(血管やグリア細胞等)が
含まれるためである. そのため, 網膜内層厚が 0
μm になることは解剖学的にはあり得ない. 図 2
のような厚みが 0 μm になっているマップを見た
ときには, まずはアーチファクトの存在を疑う必
要がある.

3. 画像のはみだし

網膜内層厚の解析領域に撮影画像が一部収まら
ず, 解析できていない(図 3). 眼軸長の長い強度
近視眼で生じやすい.

4. 画像の乱れ

画像撮影時に瞬目や眼球運動があると, 撮影画像
に乱れが生じ, 厚みの判定ができなくなる(図 4).

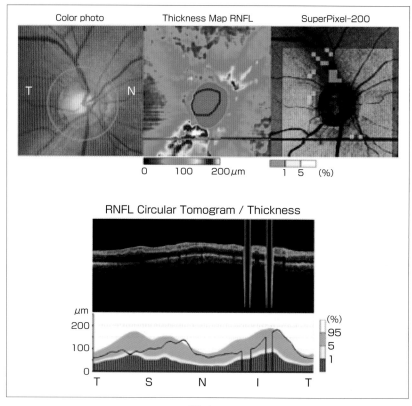

図 4.
撮影画像にノイズが入っている.

しかし,瞬目を全くしないことで,眼表面の乾燥を生じ画像の質が低下することもありうる.OCT撮影時は緊張で瞬目が多くなったり,眼球運動が多くなったりする患者もいるため,適切なタイミングでの声かけが大切である.現行の多くの機種では自動的に撮り直したり,追従したりするものが多い.

OCTの判定ミスによるアーチファクト

1.セグメンテーションエラー

確率マップは一見して異常の有無を判別するのには優れているが,実際の画像を見て,セグメンテーションが正しく行われているかを確認する必要がある.図5はセグメンテーションエラーの一例である.緑の線で挟まれた領域が網膜神経線維層(RNFL)を示しており,正確な位置に引かれているかを確認する.硝子体腔側のセグメンテーションが間違われることは少ないため,網膜外層

側で間違いがないかを特に確認する.適切でない場合は手動で修正や再撮影する必要がある.

2.乳頭周囲網膜神経線維層(cpRNFL)サークルの乳頭中心のずれ

cpRNFLは機種ごとに距離の違いはあるが,乳頭中心からの一定の距離におけるRNFL厚の測定を行っている.このためには乳頭中心がしっかり捉えられているか確認が必要で,時には手動での修正が必要になる.図6は乳頭中心からセグメンテーションがずれてしまった症例である.正しくセグメンテーションされた場合と結果が異なることがわかる.また図7は乳頭縁のセグメンテーションが誤っているために,乳頭中心のセグメンテーションもずれてしまった症例である.特にこのような広範な乳頭周囲網脈絡膜萎縮(PPA)やコーヌスのある場合や,傾斜した乳頭の場合には乳頭中心のセグメンテーションがずれることが多く注意を要する.

$\dfrac{a}{b}$

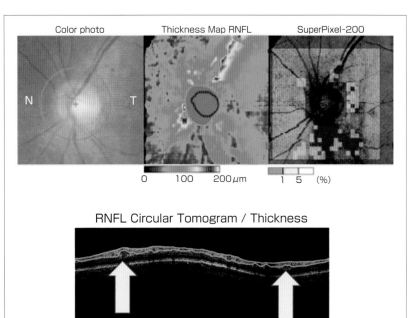

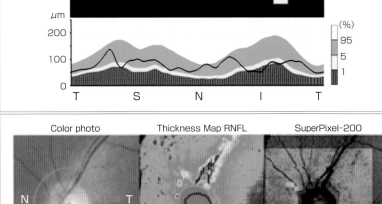

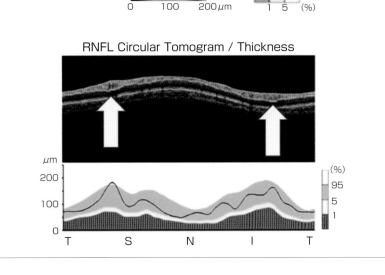

図 5.
a：上方と下方でセグメンテーショ
　ンエラーを認める(矢印)．それに
　伴い，異常判定されている．
b：再撮影によりセグメンテーショ
　ンエラーはなくなり，結果は正常
　範囲内である．

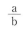

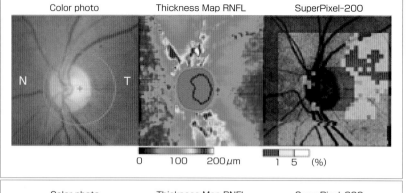

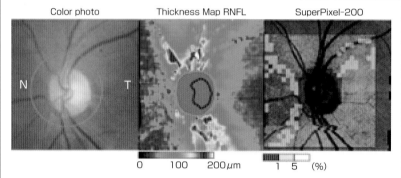

図 6.
a：cpRNFL の測定サークルの中心
　が視神経乳頭中心からずれて，異
　常判定されている.
b：中心からずれなければ，明らか
　な異常は検出されない.

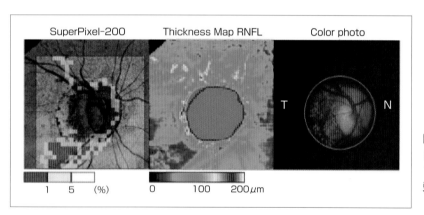

図 7.
自動判定では PPA も含めて乳頭縁と
して判定されているため，視神経乳
頭中心の判定ミスが起こる.

確率マップ（significance map）の限界による アーチファクト

　OCT での異常はその機種ごとに内蔵された正常眼データベースとの比較をしているにすぎない．OCT の機種により呼称や表示方法は異なるが，緑内障診断では cpRNFL や黄斑部網膜神経節細胞複合体（GCC）といった指標が用いられる．しかし，正常眼でもこれらの個人差が大きいことが知られている．Tan ら[5]は GCC が正常眼で 76.6〜119.8 μm，緑内障眼で 53.6〜99.1 μm と報告し

ており，個人差が大きいこと，正常眼と緑内障眼でのオーバーラップが大きいことを報告している．確率マップで赤や黄色で表示されるのはデータベースの 95% から外れるものであり，正常眼でも異常判定となる可能性があることは知っておかなければならない．例えば「元々網膜内層厚が 110 μm の人と 90 μm の人が同様に 20 μm 薄くなった場合に視野に対して同じ意味合いを持つのか？」という疑問も生じる．Hood ら[6]は健常時に平均以上の RNFL 厚を有するが，視野感度が平均以下の場合には OCT の異常よりも視野の異常が早期に

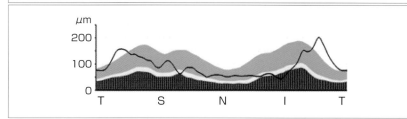

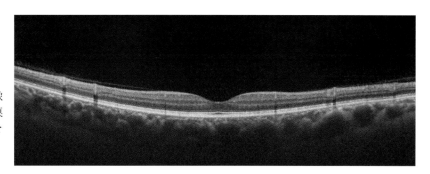

図 8.
確率マップでは下方に菲薄化が検出されているが, thickness map を確認すると二峰性ピークのずれが原因となっていることがわかる.

図 9.
中心窩を通る垂直方向のB-Scan画像 画像の左側が網膜上方, 右側が網膜下方であり, 網膜内層厚の上下差を確認する.

検出される可能性があると述べている.

　また floor effect が存在すため, 通常の OCT が有用なのは早期から中期症例に限られ, それ以降は OCT の有用性は低く, 視野検査のほうが適している. OCT にはこのような病期による限界があることも理解しておかなければならない.

1. cpRNFL の二峰性ピークのずれ

　正常眼の cpRNFL の厚みは耳上側と鼻上側にピークがあり, 二峰性パターンの特徴がある. 近視眼ではこの二峰性のピークが乳頭傾斜の影響で耳側に移動することがあるため, 確率マップでは一見, 上下に異常があるように表示される. しかし, thickness map を見れば, この二峰性の変化は一目瞭然である(図8). 近視眼でなくても, 二峰性の変化が生じることはあり, 判定の際には, 必ず実際の厚みを表示したマップも確認することが大切である. それでも, OCT の結果が近視性の

変化か緑内障性の変化かがわかりにくい際には, OCT の B-Scan の黄斑を通る垂直方向のスライスを実際に目視で確認して, 網膜内層厚に上下差があるかで判定することも可能である(図9). ただし, 進行例での判定は難しい.

2. 強度近視

　黄斑部における GCC, cpRNFL は眼軸長や等価球面度数と相関しており, 近視が強くなればなるほど, 網膜内層厚は菲薄化する[7]. そのため, 実際には異常がないにもかかわらず, 異常と判定されるケースがあり注意を要する. 特に鼻側や耳側の RNFL は正常者でも薄いので, 近視による菲薄化で異常判定されやすいと考えられる(図10).

　強度近視眼のデータベースが内蔵されている機種では眼軸長補正を用いることで, 網膜内層厚の評価が可能な場合もある. ただこれにも限界があることは理解しておくべきである. また, すでに

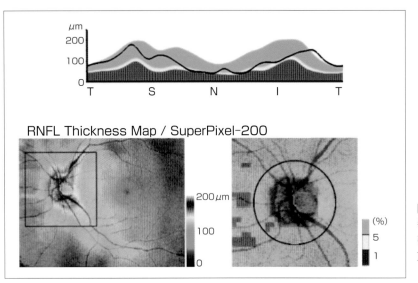

図 10.
等価球面度数−7 D の強度近視眼
強度近視の影響と考えられる耳側
RNFL の菲薄化を認める.

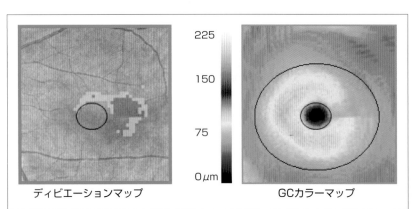

ディビエーションマップ　　　　GCカラーマップ

図 11.
黄斑耳側で網膜内層厚に上下差があ
る．緑内障の構造的な初期変化の可
能性がある.

白内障手術をしている患者や屈折矯正手術の既往
がある患者に対しては問診や眼軸長測定が重要と
なる.

3. 黄斑部解析と乳頭部解析の不一致

　最近はワイドスキャンで 1 枚の画像に視神経乳
頭から黄斑までを含んだ結果として表示できる機
種もあるが，そうでない場合には乳頭部解析の結
果と黄斑部解析の結果に連続性があるのかを確認
することも大切である．一致しない場合にはどち
らかのアーチファクトの可能性も考慮する．た
だ，黄斑部解析による判定は異常の検出に鋭敏で
特に耳側の垂直経線での上下差に留意することで
早期緑内障や PPG の診断精度が高まる（図 11）の
で，見逃してはならない．また黄斑部解析は乳頭
変形の影響を受けないため，乳頭部解析が難しい
症例でも有用なことがある.

緑内障以外の疾患によるアーチファクト

　そもそも OCT はすべての患者に適応できるわ
けではない．OCT での判定が不適な疾患がない
か，網膜内層厚に緑内障様の異常を呈する疾患が
ないか，チェックが必要である.

1. OCT での判定が不適な疾患
a）黄斑前膜(ERM)

　有病率が高い疾患でアーチファクトとして最も
多いとされる[3]．図 12 に示す通り，黄斑部解析は
ERM により神経線維層の形態が崩れるため，セ
グメンテーションができず，肥厚した結果として
表示される．乳頭部解析は ERM の範囲が測定領
域に影響を及ぼさなければ可能である.

b）視神経乳頭浮腫や黄斑浮腫

　続発緑内障では特にこれらに注意が必要で，当

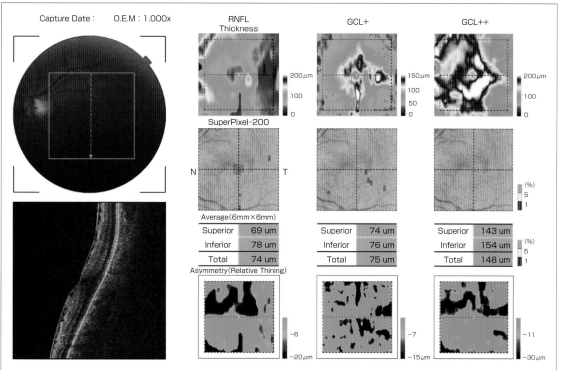

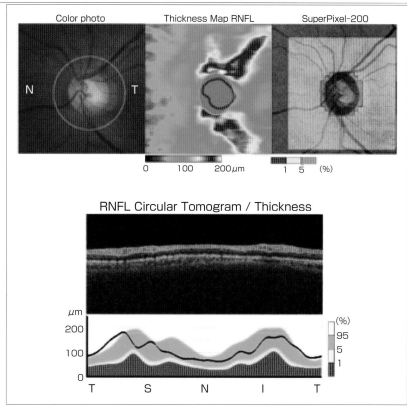

図 12. ERM を有する症例

この症例では黄斑部解析は不適(a)，乳頭部解析は可能である(b).

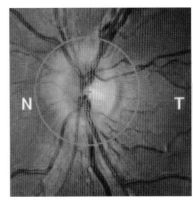
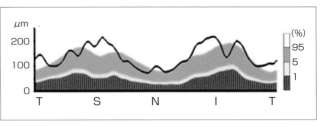

図 13.
乳頭浮腫を反映して，RNFL が肥厚している.

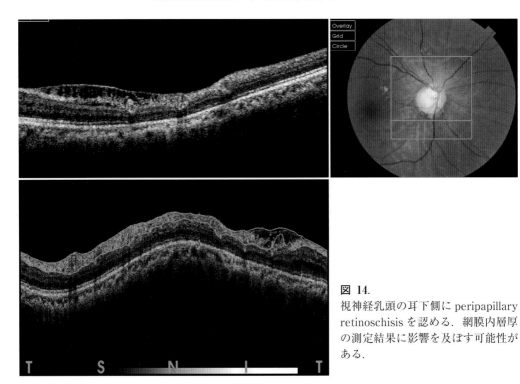

図 14.
視神経乳頭の耳下側に peripapillary retinoschisis を認める. 網膜内層厚の測定結果に影響を及ぼす可能性がある.

然のことながら機能を反映している結果とは言えない. 図13に乳頭浮腫の症例の thickness map を示す. 正確な厚みを測定するという意味では有用と言えないが，浮腫を反映して正常を大きく超えるマップから浮腫の存在を証明するという意味では有用な場合もある.

c）Peripapillary retinoschisis（傍視神経乳頭網膜分離症）

緑内障症例において，視神経乳頭近傍に限局する網膜分離症を認める場合がある. この病態の機序や臨床的意義は不明な点も多いが，進行すると黄斑部に及ぶ場合もある. 乳頭部解析や黄斑部解析の測定範囲に網膜分離を認める場合には厚みの増加に注意を要する. 図14に視神経乳頭の耳下側に peripapillary retinoschisis を認める症例を提示する.

2．緑内障様の異常を呈する疾患

a）視神経萎縮

視神経萎縮でも網膜内層厚は菲薄化し，OCT では一見，緑内障様の異常を生じる場合がある. 問診では視神経疾患の家族歴，既往歴の確認を行い，診察ではリムの色調，所見の左右差等から必

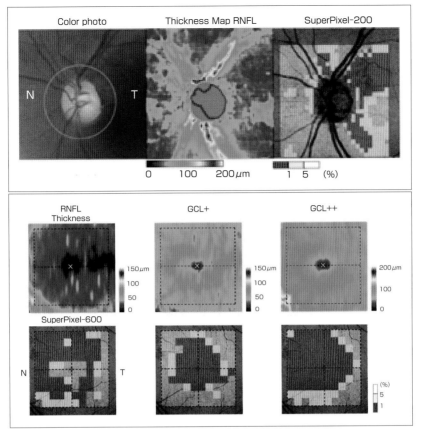

図 15. 視神経萎縮から下垂体腺腫が発見された症例
cpRNFL は一見，緑内障様の所見を示すが，乳頭所見は視神経萎縮であり，
視神経乳頭陥凹拡大は認められない．

要に応じて眼窩内，頭蓋内疾患の画像検索も必要
である．図15に視力低下を主訴に眼科を受診し，
視神経萎縮から下垂体腺腫が発見された症例の
OCT 画像を提示する．

b）網膜動脈閉塞症(RAO)，網膜静脈閉塞症(RVO)

RAO や RVO の既往があると，緑内障様の OCT
異常，視野異常をきたす場合がある．発症時，本
人に自覚がなかったり，発症から時間が経って検
眼鏡的には眼底所見は一見，正常であったりする
と緑内障と誤診する可能性がある．図16に緑内障
として当科に紹介されたが，網膜動脈分枝閉塞症
の既往による視野障害と診断した症例を提示する．

c）視神経部分低形成(SOH)

生来視神経軸索が欠落するもので，上方が低形
成となり下方に視野欠損の見られる上方視神経部
分低形成(SSOH)が多いが，下方欠損や鼻側欠損
もある．しばしば，正常眼圧緑内障との鑑別が重
要となり，SOH では緑内障を合併する頻度が高い
との報告もある[8]．図17に SSOH の OCT 画像を
示す．確定診断にはゴールドマン視野計でのくさ
び状視野欠損の有無も重要となる．

d）Intrachoroidal cavitation(ICC)

乳頭周囲，特に下方に検眼鏡的にはオレンジの
色調として認められ，OCT では脈絡膜内に空洞所
見を認めることがある．強度近視の5%程度に合
併するとされ[9]，この部分では網膜神経線維が非

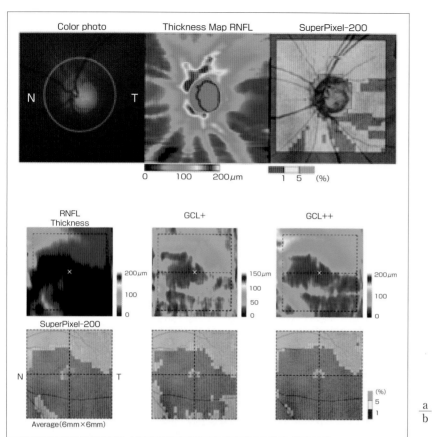

図 16.

a：cpRNFL や GCL＋＋は緑内障様の所見を呈しており，視野検査でもこれに対応して上方視野欠損を認めた．

b：網膜は下方(画像右側)で全体的な菲薄化を呈しており，網膜動脈分枝閉塞症の既往があると考えられた．

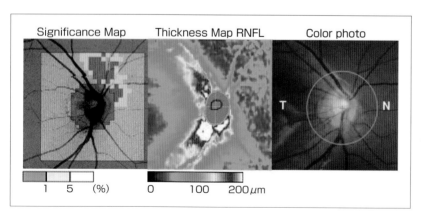

図 17.

SSOH の症例

鼻側から上方に菲薄化を認め，典型的な緑内障の菲薄化のパターンとは異なる．

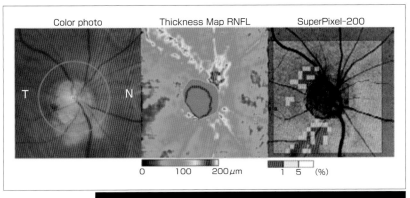

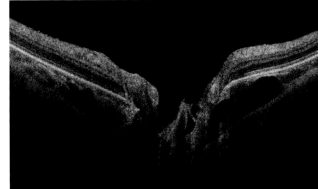

$\frac{a}{b}$

図 18.
a：視神経乳頭下方にオレンジの色調を呈した
　ICC を認め，その部位に対応して cpRNFL の
　菲薄化を認める.
b：ICC の断面像. 脈絡膜内に空洞を認める.

薄化または完全欠損（断裂）するため，それに対応
した視野障害を伴う. cpRNFL は同部位に対応し
た菲薄化がみられるが，これは近視性視神経症で
あり，緑内障性視神経症とは区別しなければなら
ない（図 18）.

おわりに

これまで述べてきたように，OCT ではさまざま
なアーチファクトを生じる可能性がある. 結果を
過信し，間違いを含んだ状態で結果を読んでしま
うと，誤った診断をしてしまう. 緑内障診断や経
過観察において，アーチファクトを除外し，OCT
の結果を正しく読むことができれば，人間の眼と
同様またはそれ以上の役割を果たしてくれるツー
ルになりうる.

文　献

1) Ye C, To E, Weinreb RN, et al：Comparison of retinal nerve fiber layer imaging by spectral domain optical coherence tomography and scanning laser ophthalmoscopy. Ophthalmology, **118**：2196-2202, 2011.

2) Hood DC：Improving our understanding, and detection, of glaucomatous damage：an approach based upon optical coherence tomography(OCT). Prog Retin Eye Res, **57**：46-75, 2017.
   Summary OCT に関する総説. 新たな知見も含まれ，OCT を理解するためには必読の文献.

3) Asrani S, Essaid L, Alder BD, et al：Artifacts in spectral-domain optical coherence tomography measurements in glaucoma. JAMA Ophthalmol, **132**：396-402, 2014.

4) Huang J, Liu X, Wu Z, et al：Image quality affects macular and retinal nerve fiber layer thickness measurements on fourier-domain optical coherence tomography. Ophthalmic Surg Lasers Imaging, **42**：216-221, 2011.
   Summary 画像の質の低下が OCT の結果に与える影響に関する論文.

5) Tan O, Chopra V, Lu AT, et al：Detection of macular ganglion cell loss in glaucoma by Fou-

rier-domain optical coherence tomography. Ophthalmology, **116**：2305-2314, 2009.

6）Hood DC, Kardon RH：A framework for comparing structural and functional measures of glaucomatous damage. Prog Retin Eye Res, **26**：688-710, 2007.

7）Zhao Z, Jiang C：Effect of myopia on ganglion cell complex and peripapillary retinal nerve fibre layer measurements：a Fourier-domain optical coherence tomography study of young Chinese persons. Clin Exp Ophthalmol, **41**：561-566, 2013.
　Summary　近視が網膜内層厚に与える影響に関する論文.

8）藤本尚也：視神経低形成と緑内障との鑑別. 神経眼科, **24**(4)：426-432, 2007.

9）Shimada N, Ohno-Matsui K, Yoshida T, et al：Characteristics of peripapillary detachment in pathologic myopia. Arch Ophthalmol, **124**：46-52, 2006.

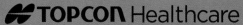
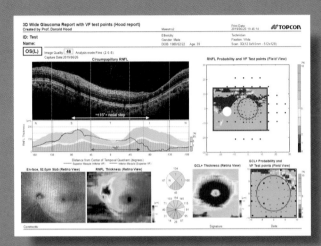
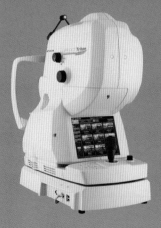
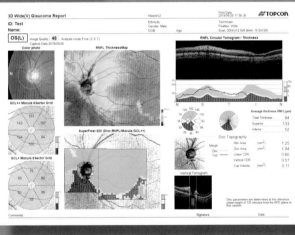

MB OCULI. No. 87：16-28, 2020

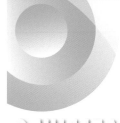

近視と緑内障の見分け方

新田耕治*

Key Words： 乳頭周囲網脈絡膜萎縮(peripapillary chorioretinal atrophy：PPA)，乳頭周囲毛細血管密度(radial peripapillary capillary：RPC)，乳頭血流(optic disc circulation)，近視性視神経症(myopic optic neuropathy：MON)，緑内障性視神経症(glaucomatous optic neuropathy：GON)

Abstract：近視眼は緑内障と類似して加齢とともに乳頭に傾斜や回旋等の近視性構造変化が生じ，乳頭周囲の支持組織である脈絡膜や強膜フランジの菲薄化や脆弱化が生じる．篩状板も伸展され菲薄化が生じる．これらにより深層毛細血管が脱落し乳頭における血流低下をきたす．網膜神経節細胞軸索における局所的な機械的な負荷が生じ，構造的・機能的・血流的支持が減弱する．また篩状板においては篩状板部分欠損が増加し，篩状板における機械的な支持が減弱化する．篩状板における圧勾配が増加し篩状板を経由した網膜神経節細胞軸索における眼圧による負荷の増幅が生じる．これらのことが複合し，緑内障あるいは緑内障に類似した病態を発症し，緑内障と明確に鑑別できない症例を経験するのである．

近視眼の構造的変化

　近視は生涯にわたり眼球がさまざまに変形し，いろいろな病態を引き起こす可能性がある．視神経乳頭に限っても多様な変形をきたすので，緑内障が合併しているかの判断が困難になる．本稿では，まず近視による構造変化を1．若年期，2．壮年期，3．老年期に分けて述べたい．

1．若年期近視眼の構造変化

　若年期の眼軸長の延長に伴い視神経乳頭の耳側縁が鼻側へ偏位して視神経乳頭に傾斜や回旋が生じ，もともと円形の乳頭が縦楕円，斜楕円，横楕円等の形状を呈する．同時にもともと乳頭が存在した耳側部位はコーヌスと呼ばれる網脈絡膜萎縮が形成される(図1)．近視は原発開放隅角緑内障(primary open-angle glaucoma：POAG)発症のリスクが2~3倍増加するとされ，近視は緑内障発

症の危険因子と考えられている[1)2)]．乳頭傾斜が緑内障にどのように影響するかを報告した論文では，両眼ともに-2 D以上の近視眼緑内障において視野のmean deviation(MD)値が悪い眼とMD値が良い眼に分けて，垂直乳頭傾斜角・水平乳頭傾斜角・最大乳頭傾斜角・最大乳頭傾斜部位等を検討した結果，視野のMD値が悪い眼はMD値が良い眼と比較して，有意に水平乳頭傾斜角が大きく，最大乳頭傾斜部位がより下耳側であった．眼軸長の延長により，眼球の非対称性が生じ，結果として，アストロサイト，毛細血管，網膜神経節細胞軸索に影響を与えたことがこのような結果をもたらしているのではないかと論じている[3)]．よって，若年の頃から眼科を受診している症例においては，乳頭を拡大した眼底写真の撮影が推奨される．電子カルテが普及してきた現代の眼科医療においては，若年の頃に撮影した眼科に関する画像はその症例が将来緑内障を疑われた場合に緑内障診断の一助になる可能性がある．また，コン

* Koji NITTA，〒918-8503　福井市和田中町舟橋7-1　福井県済生会病院眼科，部長

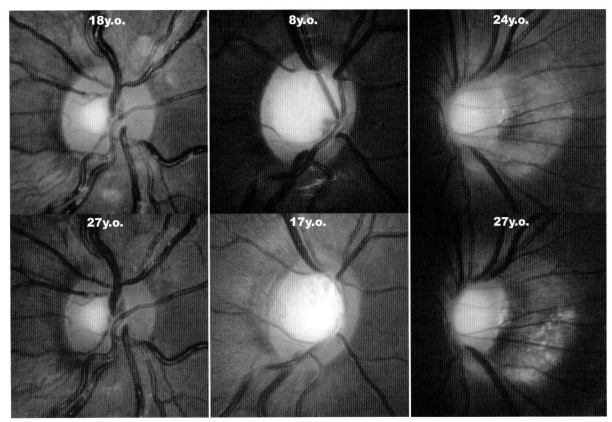

a | b | c

図 1. 若年者の視神経乳頭拡大カラー写真

a：非近視眼では 9 年経過しても眼底写真上，視神経乳頭の変形は認めない．

b：中等度近視眼では乳頭が傾斜し正面からは乳頭が小さくなったように見える．

c：強度近視眼では，経年的に下方のコーヌス部が白色化をきたしている．

タクトレンズや眼鏡度数の修正のために不定期に受診した若年症例にも時々光干渉断層計（optical coherence tomography：OCT）等の画像解析を施行し，緑内障の発症の有無について常に念頭に置いた診療を心がけたいものである．

2．壮年期近視眼の構造変化

壮年期には加齢によりコーヌス周囲に網膜色素上皮の萎縮が形成される．元々のコーヌスとこの網膜色素上皮の萎縮は検眼鏡的に判別が困難なので，あわせて乳頭周囲網脈絡膜萎縮（peripapillary chorioretinal atrophy：PPA）と呼ばれている．また，後部ぶどう腫と呼ばれる眼球後部の一部分のみ拡張する変化を呈する近視眼が存在する．Curtin は後部ぶどう腫を基本型である type Ⅰ～Ⅴおよび混合型の type Ⅵ～Ⅹの 10 タイプに分類した[4]．Hsiang らが，日本人では後極部を中心に後

部ぶどう腫が出現するが，乳頭より鼻側には後部ぶどう腫が出現しない type Ⅱが最も多く，さらに，50 歳以降の症例では type Ⅸの後部ぶどう腫のタイプが最も多いことを報告した[5]．さらに，Ohno は，3D MRI を撮影し眼球の外観と眼底所見を組み合わせて，Curtin 分類の type Ⅰ を wide, macular staphyloma, type Ⅱ を narrow, macular staphyloma, type Ⅲ を peripapillary staphyloma, type Ⅳ を nasal staphyloma, type Ⅴ を inferior staphyloma と後部ぶどう腫の形態を新たに分類した（図 2）．強度近視眼では黄斑部のみ前方へ突出した dome-shaped macula といわれる特殊な眼球後部形状や intrachoroidal cavitation（ICC）という脈絡膜内の空洞が乳頭下方や黄斑部にみられることが報告されるようになり，強膜内のコラーゲン線維や弾性線維の変化によってさまざまな後部

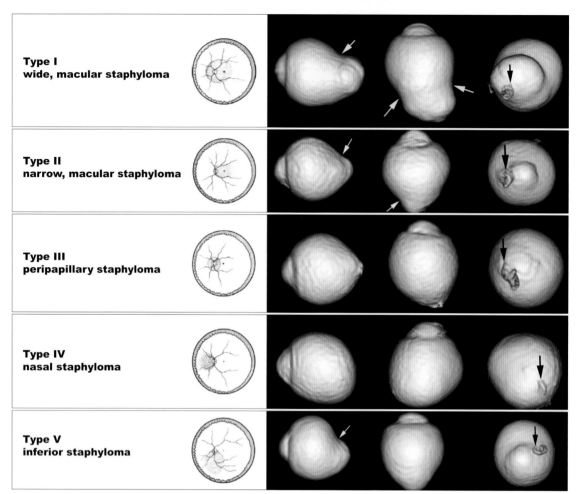

図 2. 後部ぶどう腫の新分類
3D MRI を撮影し眼球の外観と眼底所見と組み合わせて分類した.

ぶどう腫の形態が存在する可能性があるので，この新分類では Curtin 分類の type Ⅵ〜Ⅹはすべて type Ⅰに含めている．その結果，強度近視眼の50.5%で後部ぶどう腫が存在し，その74%がwide, macular staphyloma で，14%が narrow, macular staphyloma であった[6].

3．老年期近視眼の構造変化

　加齢とともに眼球形態が変化することにより老年期にはさまざまな黄斑疾患や周辺部網膜病変が生じる可能性がある．このような病態を病的近視と呼び，病的近視の眼底所見には，後部ぶどう腫以外にブルフ膜の lacquer crack（ひび割れ），黄斑部出血，近視性牽引黄斑症，網膜分離症，近視性網脈絡膜萎縮等がある．特に黄斑部に病的近視による病変が出現した場合には視力低下の原因と

なるので強度近視眼では加齢とともに老年期には生活の質（quality of life：QOL）が低下して日常生活に著しく支障をきたす場合がある．

なぜ緑内障と鑑別が困難か

　このように近視眼も緑内障と類似して加齢とともに乳頭に傾斜や回旋等の近視性構造変化が生じ，乳頭周囲の支持組織である脈絡膜や強膜フランジの菲薄化や脆弱化が生じる．また，篩状板も伸展され菲薄化が生じる．これらにより深層毛細血管が脱落し乳頭における血流低下をきたす．網膜神経節細胞軸索における局所的な機械的な負荷が生じ，構造的・機能的・血流的支持が減弱し，篩状板においては篩状板部分欠損が増加し，篩状板における機械的な支持が減弱化する．篩状板に

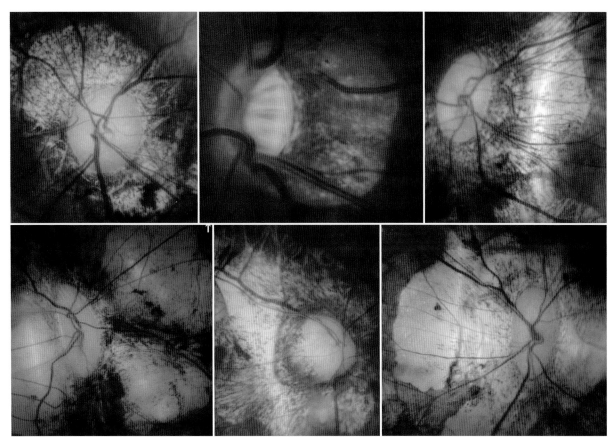

図 3. 強度近視眼のさまざまな乳頭および乳頭周囲形状
強度近視眼では乳頭やその周囲の形態は非常にさまざまな形状を呈するので，
緑内障と明確に鑑別できない．

おける圧勾配が増加し，篩状板を経由した網膜神経節細胞軸索における眼圧による負荷の増幅が生じる．これらのことが複合し，緑内障あるいは緑内障に類似した病態を発症する．その結果，乳頭やその周囲の形態は非常にさまざまな形状を呈するので，緑内障と明確に鑑別できない近視眼を多数経験するのである（図3）．本項を1. 近視性視神経症も緑内障と類似の構造変化が生じる，2. 乳頭周囲網脈絡膜萎縮による視野障害が鑑別の困難さを助長，3. 黄斑疾患による視機能の影響が混乱を招くの3つのセクションに分けて述べたい．

1. 近視性視神経症も緑内障と類似の構造変化が生じる

　正常眼を対象にした筆者らの解析において，ハンフリー視野の測定部位別に網膜感度と眼軸長の相関を調べると，全52部位のうち眼軸長が延長するにつれて網膜感度が有意に低下する部位を

short wave-length automatic perimetry で 25 部位，standard automatic perimetry で 13 部位認めた[7]．このように近視眼は近視が強くなり視野障害をきたしうるのである．最近の swept-source OCT（SS-OCT）所見から，視神経周囲のくも膜下腔の拡大，乳頭ピット，コーヌスピット，主に乳頭下方にみられる ICC が確認されるようになり，これらは近視眼における視野障害の原因病変として注目されてきている．特に，乳頭またはコーヌスピットや ICC においては，その上を走行する網膜神経線維が断裂している所見が OCT により判明し，断裂部位を走行していた神経線維の走行に沿って視野障害が確認されたことにより，これら近視性構造変化が視野障害をもたらしていることがわかってきている．このような病態を近視性視神経症という独立した疾患概念と定義することが提唱されている．近視性視神経症の機序は解明さ

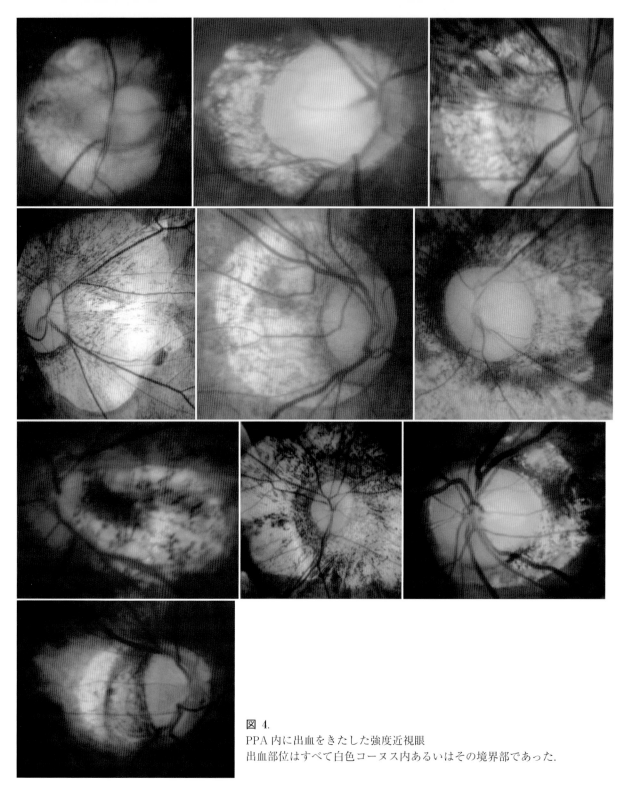

図 4.
PPA 内に出血をきたした強度近視眼
出血部位はすべて白色コーヌス内あるいはその境界部であった.

れていないが, Jonas らは, 強度近視眼では篩状板が菲薄化することで眼内スペースと脳脊髄腔の距離が近くなることが原因の可能性があると報告している[8].

2. 乳頭周囲網脈絡膜萎縮による視野障害が鑑別の困難さを助長

強度近視眼の視野障害を長期的に観察した報告では, 非緑内障強度近視眼を 10 年以上観察する

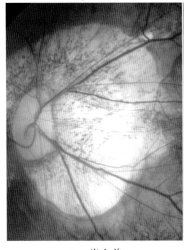
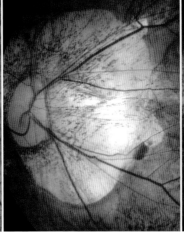
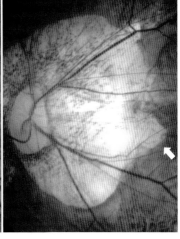

a．出血前　　　　　　　　　b．出血時　　　　　　　　c．出血消退後

図 5．乳頭周囲網脈絡膜萎縮に出現した出血と萎縮の拡大
乳頭周囲網脈絡膜萎縮の境界部に出血をきたし，出血前より
萎縮部位は網膜側に拡大した(c：矢印)．

と，13.2％で視野異常が出現し，6 割以上で視野
障害が進行し，視野障害の進行に有意に関与する
因子は，唯一，視神経乳頭耳側に出現した scleral
curvature(scleral ridge)であったとの報告があ
る[9]．この scleral curvature は，Curtin が提唱す
る後部ぶどう腫の分類のうち，type Ⅷ(後極部を
中心に後部ぶどう腫が出現し，さらに乳頭周囲に
もう 1 段階の陥凹あり)と type Ⅸ(後極部を中心
に後部ぶどう腫が出現し，さらに，乳頭耳側に尾
根状の突出あり)に相当するものである．強度近
視眼における乳頭周囲強膜変形と網膜神経線維の
障害との関連も指摘されている．すなわち，強度
近視非緑内障眼で SS-OCT を使用して乳頭周囲
の構造を解析したところ，乳頭耳側強膜隆起を，
視野障害が出現した群で 19.5％，視野障害が出現
していない群で 4.8％とその頻度に有意差を認
め，また，乳頭近傍の強膜屈曲度は網膜神経線維
厚および視野障害の程度と有意な負の相関を認め
たとの報告がある[10]．

　PPA 内に出血をきたすことがある．筆者の経験
では，PPA 内にきたした出血例はすべて白色コー
ヌス内あるいはその境界部であり，網膜色素上皮
のみ外方へ移動した灰色コーヌスでは PPA 内に
出血をきたした症例は認めなかった(図 4)．田村

らも同様な結果で，彼らはその原因を以下のよう
に考察している．すなわち，篩状板から前部は，
乳頭周囲脈絡膜血管(peripapillary choroidal ves-
sel：PCV)からの乳頭内部へ向かう求心性の血管
枝に支配されている．白色コーヌスはその形成過
程で脈絡膜が乳頭縁から離れ外方へ移動すると
PCV も外方へ牽引され血管が破綻する可能性が
ある．このメカニズムによって近視性乳頭出血は
生じると結論づけている[11]．PCV は Zinn-Haller
動脈輪由来の血管である．眼動脈由来の後毛様動
脈が，短後毛様動脈と Zinn-Haller 動脈輪に分岐
するので，短後毛様動脈に影響を与えずに PCV
は破綻しうるのである．網膜色素上皮のみ外方へ
移動した灰色コーヌスでは PCV は破綻せず，白
色コーヌスのみに生じることは脈絡膜の外方移動
による PCV の牽引がその原因であると推論して
いる[11]．これはまるで乳頭出血を機に網膜神経線
維層欠損が拡大することと似た現象の可能性があ
り，近視性構造変化(PPA 拡大等)のサインかもし
れない(図 5)．

　このように PPA は出血をきたすこともあるが，
PPA が拡大する場合もある．16 年の経過中に
PPA が顕著に拡大した症例を呈示する．初診時
40 歳，女性で，ベースライン眼圧 10.3/12.0

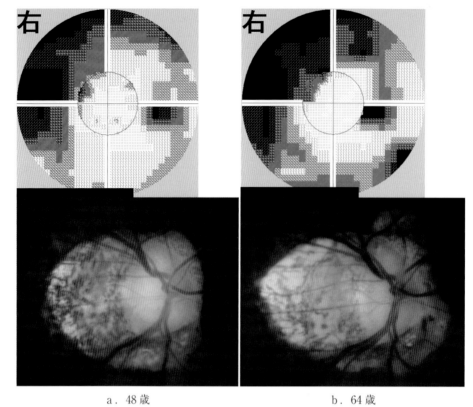

a．48歳   b．64歳

図 6．コーヌスが拡大した強度近視眼

初診時 40 歳，女性．眼軸長 27.57 mm の強度近視眼．16 年の経過でコーヌスが拡大した．

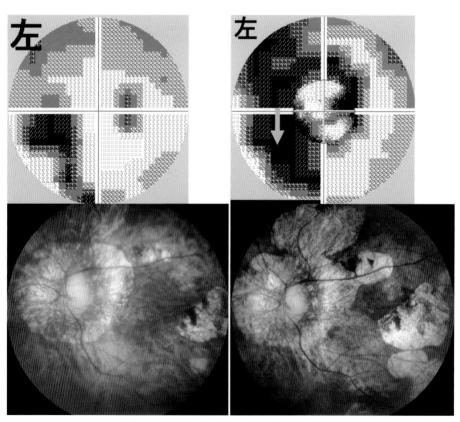

a．48歳   b．63歳

図 7．眼底に広範な網脈絡膜萎縮が出現拡大した強度近視眼

初診時 48 歳，女性．眼軸長 32.25 mm の強度近視眼．15 年の経過でコーヌスは
拡大し，眼底に広範な網脈絡膜萎縮が出現し視野障害は増悪した（矢印）．

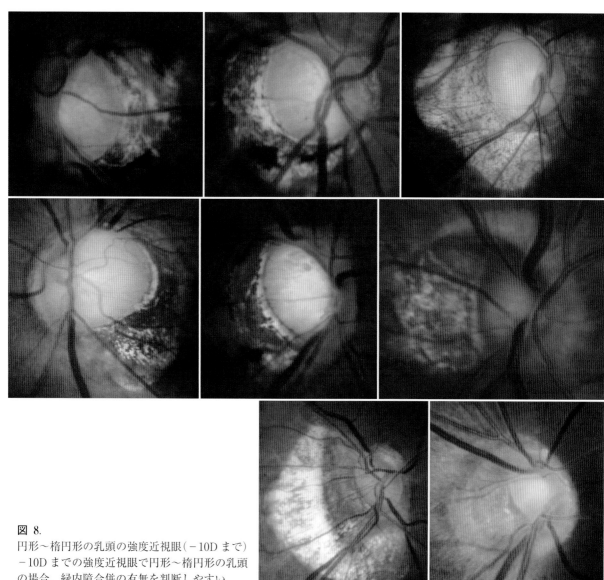

図 8.
円形〜楕円形の乳頭の強度近視眼（−10D まで）
−10D までの強度近視眼で円形〜楕円形の乳頭
の場合，緑内障合併の有無を判断しやすい．

mmHg，経過中眼圧 7.5/7.7 mmHg，等価球面度
数−10.5/−12 D，眼軸長 27.57/26.76 mm，角膜
厚 460/461 μm の症例である．16 年の経過で PPA
が拡大し，それに一致した視野進行をマリオット
盲点下方に認めた．このように PPA が拡大した
場合には，視野障害も増悪し緑内障性視野障害の
進行との鑑別が肝要である（図 6）．

3. 黄斑疾患による視機能の影響が混乱を招く

　強度近視緑内障眼の場合は，乳頭傾斜や回旋，
後部ぶどう腫の形成等による近視性の乳頭周囲の
構造変化および網脈絡膜萎縮等による病的近視所

見により視野障害をきたしている場合もあり，緑
内障性視野障害と近視性視野障害を明確に区別す
ることは困難である．長期的に観察すると近視性
視野障害も進行する症例を経験することがある．
　強度近視緑内障眼で黄斑病変も合併した長期観
察症例を呈示する．初診時 48 歳，女性で，ベース
ライン眼圧 13.5/12.5 mmHg，経過中眼圧
12.3/11.9 mmHg，等価球面度数−21.0/−23.0
D，眼軸長 32.94/32.25 mm，角膜厚 421/446 μm
の症例である．15 年の経過で左眼は乳頭上部のリ
ムの菲薄化を認め，明らかに緑内障を合併してい

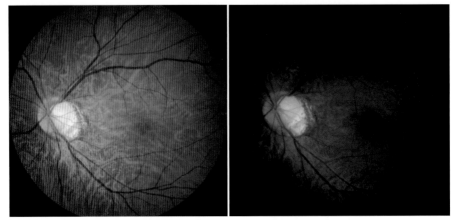

図 9. 豹紋状眼底を呈する近視眼の網膜神経線維層欠損
カラー眼底写真では豹紋状眼底を呈するために網膜神経線維層欠損の
有無を判別できないが，青成分のみを抽出した白黒写真では上耳側や
耳側に複数の網膜神経線維層欠損を確認できる．

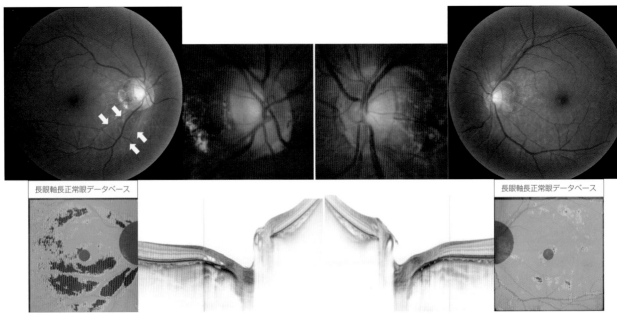

図 10. GCC map における上下非対称性により緑内障と診断できた症例
眼底写真にて右眼下耳側に網膜神経線維層欠損（矢印）を認め，GCC map にも上下
非対称性の GCC の菲薄化を下耳側に認めた．OCT にて乳頭周囲を詳細に観察する
と右眼の PPA 部位上の網膜神経線維は左眼と比較して菲薄化を認めた．

ると思われる．乳頭周囲のコーヌスの拡大や後極
部の網脈絡膜萎縮巣の拡大を認め，それによる視
野障害の進行を認める．乳頭の緑内障性所見は増
悪しているが視野検査結果に反映されているかは
判別困難である（図7）．

近視と緑内障の鑑別の決め手

　強度近視眼は乳頭の形状や PPA の程度が個々
の症例によってさまざまであり，しかも豹紋状眼
底や網脈絡膜萎縮巣により網膜神経線維層欠損の
有無を確認することが難しく，緑内障合併の有無
について自信を持って判断できないことがある．

しかし，－10 D までの強度近視眼では，乳頭の形状は円形～楕円形に保たれ，陥凹の状況も注意深く観察すれば確認ができ，構造変化と視野障害が一致することが多い（図 8）．Jonas ら[12]は，強度近視眼の緑内障は，上下の乳頭部におけるリムノッチの存在，リムの消失，緑内障の重症例ではリムの消失により陥凹が乳頭境界部まで進展しているかで診断することを提唱している．近視眼緑内障の視野障害の特徴としては，通常の緑内障と同様な水平経線を越えない周辺部鼻側欠損・弓状暗点・孤立性固視点近傍暗点等の他に，緑内障ではほとんど見ることのないマリオット盲点拡大・水平経線を越えない扇状耳側欠損・水平経線を越える扇状耳側欠損を認めることがあるので，この点が鑑別の一助となる可能性がある．本項では進化してきた眼科画像解析手段を用いた近視と緑内障の鑑別の決め手について述べたい．

1．眼底写真で RNFLD を確認する

緑内障性構造変化の一つである網膜神経線維層欠損（retinal nerve fiber layer defect：RNFLD）の有無をカラー眼底写真で判別できれば緑内障の有無を簡単に判別できる．しかし，近視眼は豹紋状眼底を呈することが多く，RNFLD の有無をカラー眼底写真での判別が困難なことが多い．その場合には無赤色眼底写真等に変換して眼底写真を観察すれば，RNFLD の有無が判別可能である．筆者は，電子カルテにてカラー眼底写真を青成分のみを抽出した白黒眼底写真に変換して RNFLD を探すようにしている（図 9）．

2．OCT

近視と緑内障の鑑別に最も有用なのは OCT と思われる．これまで近視と緑内障の鑑別には直接視神経乳頭を拡大して詳細に観察し，乳頭所見と視野障害の一致性を確認しながら鑑別をしてきた．しかし，OCT の普及により，乳頭を直接観察して得られないような所見を確認できることがある．慣れるまでは「本当か？」と疑心暗鬼なこともあったが，OCT の性能もさらに向上し，今や，近視と緑内障の鑑別の決め手は OCT を撮像して正

確に読影することと言っても過言ではない．

初診時 51 歳，女性．右眼の GCC map に上下非対称性の GCC の菲薄化を認めた．OCT にて乳頭周囲を詳細に観察すると右眼の PPA 部位上の網膜神経線維は左眼と比較して菲薄化を認め，OCT による上下非対称性等にて緑内障と診断できた症例である（図 10）．

スペクトラルドメイン OCT（SD-OCT）普及以降，神経線維層・神経節細胞層・内網状層を含めた ganglion cell complex（GCC）や神経節細胞層と内網状層を含めた ganglion cell inner plexiform layer（GCIPL）といった内層網膜の自動セグメンテーションと定量化が可能になった．従来の乳頭周囲網膜神経線維層（circumpapillary retinal nerve fiber layer：cpRNFL）厚と黄斑部網膜内層厚はどちらも同等の緑内障検出力があり，相補的であると考えられている[13]．しかし，強度近視眼において黄斑部網膜内層厚の緑内障検出力は cpRNFL 厚と比べ，同等または有利であるという報告がある[14)15]．具体的には，map に表示された黄斑部網膜内層厚の上下の非対称性が近視と緑内障の鑑別の決め手となる．

3．OCTA

a）近視眼は眼血流が低下する

近視による眼軸の延長は網膜の菲薄化を招く．それによって，組織の酸素必要量が減少し，網膜の微小循環の低下をもたらす可能性がある[16]．強度近視眼では，主に血管系の狭小化により，大きな網膜血管密度が減少し血流障害もきたしていることが laser doppler 速度計にて観察される[17]．実際に，強度近視眼では乳頭周囲や黄斑部の循環障害がみられることがある[18)19]．中心窩における脈絡膜の laser doppler flowmetry のパラメータは近視眼 POAG で低下していた．この変化は近視のない年齢をマッチングした緑内障と比較して顕著であり，近視が脈絡膜の血流動態に影響することが示唆される[20]．20～40 歳の βPPA＋の非緑内障近視眼（－0.5～－12 D）に楕円率，乳頭の回旋の程度，βPPA 領域の面積を測定し，さらに OCT

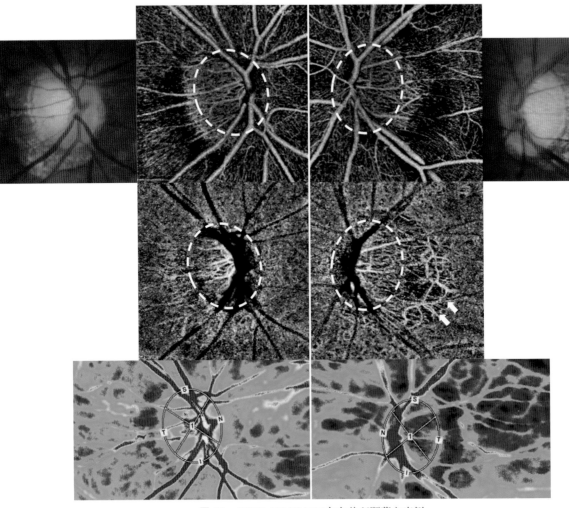

図 11. LSFG-NAVI にて左右差が顕著な症例
左眼のみ緑内障と診断し加療中の症例であるが，OCTA にて深層毛細血
管が矢印の部位で顕著に脱落している．LSFG-NAVI にて乳頭および乳
頭周囲の MBR を測定すると左眼は顕著な血流低下を認めた.

angiography(OCTA)を撮像し，非強度近視眼
(−6 D まで)と強度近視眼に分けてその臨床像に
ついて解析した．その結果，浅層乳頭周囲毛細血
管密度は非強度近視眼と比較して，強度近視眼で
は有意に血管密度が低下していた(63.03±2.56%，
60.49±3.46%，p<0.001)．浅層乳頭周囲毛細血
管密度減少に有意に影響した因子は，眼軸延長と
乳頭周囲網膜神経線維層厚の減少であった．一
方，深層乳頭周囲毛細血管密度は両者に有意差を
認めなかった(73.60±4.22%，74.05±3.64%，p
=0.525)．深層乳頭周囲毛細血管密度減少に有意
に影響した因子は，乳頭の楕円率の程度が強くな

ることと，乳頭の下方への回旋の程度が強くなる
ことであった．βPPA＋の近視眼では，眼軸延長
は乳頭周囲深層微小循環系の循環低下と関連して
いなかった．眼軸延長は，RNFL と脈絡膜の両方
の非薄化をもたらすと考えると，浅層および深層
ともに乳頭周囲の微小循環系に眼軸延長は影響し
そうなものである．しかしこの違いは，網膜循環
と脈絡膜循環それぞれの酸素需要に対する血管系
の自動調節機能の違いが起因している可能性があ
る．すなわち，脈絡膜循環は主に交感神経支配に
よって制御され，自動調節能がないために放射状
乳頭周囲毛細血管(radial peripapillary capil-

lary：RPC）と比較して酸素需要減少による影響が少ない．また，組織学的にβPPA 領域は脈絡膜毛細血管が脱落しており残存している脈絡膜の太い血管は眼軸延長による機械的伸長の影響を受けにくい可能性がある[21]．

b）近視眼緑内障では眼血流はさらに低下するか？

初診時66歳，女性．左眼のみ緑内障性構造変化を認め，点眼加療中であるが，OCTA にて深層毛細血管が脱落し，LSFG-NAVI で乳頭および乳頭周囲の血流動態を測定したところ，同部位は視神経乳頭の血流量を表す mean blur rate（MBR）が左眼のみ著しく低下（MBR：右 14.7 AU，左 10.7 AU）し，顕著な左右差を認めた（図11）．

これまでの報告で，MBR は非近視コントロール眼（n＝21），近視コントロール眼（n＝28），近視軽度緑内障眼（n＝39），近視中等度緑内障眼（n＝18），近視後期緑内障眼の順（n＝23）に，31.1±4.0 AU，26.3±5.1 AU，21.9±5.4 AU，18.2±4.0 AU，16.8±4.6 AU と有意に低下した（p＜0.001，one-way analysis of variance）[22]．近視型乳頭を持つ正常眼圧緑内障（normal tension glaucoma：NTG）において PPA 内の脈絡膜血管密度は組織MBR，年齢，徐脈，眼軸延長，中心視野感度と関連し，PPA 内の深部血流は固視点近傍に暗点を有する NTG のバイオマーカーになる可能性があると述べている．さらに PPA は局所的な血流障害や PPA と隣接した耳側の視神経乳頭の血流障害を反映している可能性があり，その血流障害が耳側領域の乳頭黄斑線維束における神経節細胞の軸索障害をもたらす原因となり，中心視野障害を引き起こすのではないかと推察している[23]．近視眼も緑内障眼も乳頭周囲毛細血管密度はそれぞれ眼軸長の延長あるいは緑内障病期の進行につれて密度は低下するが，どちらがより強く影響するかを調べた報告では，近視による影響よりも緑内障による影響のほうが強いことが報告された[24]．

結　論

現代の眼科医療をもってしても近視と緑内障を明確に鑑別することは不可能である．しかし，眼底写真，OCT，LSFG-NAVI，OCTA 等最新の眼科画像解析を駆使することで両者の鑑別に光がさしてきたように思う．2020年代には近視眼緑内障の鑑別は容易になるように近視と緑内障の関連性についてさらに研究が進化することを期待したい．

文　献

1) Marcus MW, de Vries MM, Junoy Montolio FG, et al：Myopia as a risk factor for open-angle glaucoma：a systemic review and meta-analysis. Ophthalmology, 118：1989-1994, 2011.
   Summary 近視眼における緑内障発症リスクについて述べている．
2) Mitchell P, Hourihan F, Sandbach J, et al：The relationship between glaucoma and myopia：the Blue Mountains Eye Study. Ophthalmology, 106：2010-2015, 1999.
3) Choi JH, Han JC, Kee C：The effects of optic nerve head tilt on visual field defects in myopic normal tension glaucoma. J Glaucoma, 28：341-346, 2019.
4) Curtin BJ：The posterior staphyloma of pathologic myopia. Trans Am Ophthalmol Soc, 75：67-86, 1977.
5) Hsiang HW, Ohno-Matsui K, Shimada N, et al：Clinical characteristics of posterior staphloma in eyes with pathologic myopia. Am J Ophthalmol, 146：102-110, 2008.
6) Ohno-Matsui K：Proposed classification of posterior staphylomas based on analyses of eye shape by three-dimensional magnetic resonance imaging and wide-field fundus imaging. Ophthalmology, 121：1798-1809, 2014.
7) 新田耕治，齋藤友護，杉山和久：乳頭周囲網脈絡膜萎縮の静的視野に及ぼす影響—眼軸長との関係—．日眼会誌，10：257-262，2006.
8) Jonas JB, Berenshtein E, Holbach L：Lamina cribrosa thickness and spatial relationships between intraocular space and cerebrospinal fluid space in highly myopic eyes. Invest Oph-

thalmol Vis Sci, **45**：2660-2665, 2004.

9）Ohno-Matsui K, Shimada N, Yasuzumi K, et al：Long-term development of significant visual field defects in highly myopic eyes. Am J Ophthalmol, **152**：256-265, 2011.

10）Akagi T, Hangai M, Kimura Y, et al：Peripapillary scleral deformation and retinal nerve fiber damage in high myopia assessed with swept-source optical coherence tomography. Am J Ophthalmol, **155**：927-936, 2013.

11）田村明洋, 岸　章治：偽乳頭炎に併発した視神経乳頭出血の 3 例. 臨眼, **57**：431-436, 2003.

12）Jonas JB, Nagaoka N, Fang YX, et al：Intraocular Pressure and Glaucomatous Optic Neuropathy in High Myopia. Invest Ophthalmol Vis Sci, **58**：5897-5906, 2017.
Summary　強度近視緑内障の診断方法について述べている.

13）Tan O, Chopra V, Lu AT, et al：Detection of macular ganglion cell loss in glaucoma by Fourier-domain optical coherence tomography. Ophthalmology, **116**：2305-2314, e1-2, 2009.

14）Shoji T, Sato H, Ishida M, et al：Assessment of glaucomatous changes in subjects with high myopia using spectral domain optical coherence tomography. Invest Ophthalmol Vis Sci, **52**：1098-1102, 2011.

15）Shoji T, Nagaoka Y, Sato H, et al：Impact of high myopia on the performance of SD-OCT parameters to detect glaucoma. Graefes Arch Clin Exp Ophthalmol, **250**：1843-1849, 2012.

16）Shimada N, Ohno-Matsui K, Harino S, et al：Reduction of retinal blood flow in high myopia. Graefes Arch Clin Exp Ophthalmol, **242**：284-288, 2004.

17）Azemin MZ, Daud NM, Ab Hamis F, et al：Influence of refractive condition on retinal vasculature complexity in younger subjects. ScientificWorldJournal, **2014**：783525, 2014.

18）Li M, Yang Y, Jiang H, et al：Retinal microvascular network and microcirculation assessments in high myopia. Am J Ophthalmol, **174**：56-67, 2017.

19）Wang X, Kong X, Liang C, et al：Is the peripapillary retinal perfusion related to myopia in healthy eyes? A prospective comparative study. BMJ Open, **11**：e010791, 2016.

20）Samra WA, Pournaras C, Riva C, et al：Choroidal hemodynamic in myopic patients with and without primary open-angle glaucoma. Acta Ophthalmol, **91**：371-375, 2013.

21）Sung MS, Lee TH, Heo H, et al：Clinical features of superficial and deep peripapillary microvascular density in healthy myopic eyes. PLoS One, **12**：e0187160, 2017.

22）Aizawa N, Kunikata H, Shiga Y, et al：Correlation between structure/function and optic disc microcirculation in myopic glaucoma, measured with laser speckle flowgraphy. BMC Ophthal, **14**：113, 2014.

23）Kiyota N, Kunikata H, Takahashi S, et al：Factors associated with deep circulation in the peripapillary chorioretinal atrophy zone in normal-tension glaucoma with myopic disc. Acta Ophthalmol, **96**：e290-e297, 2018.

24）Suwan Y, Fard MA, Geyman LS, et al：Association of myopia with peripapillary perfused capillary density in patients with glaucoma：An Optical Coherence Tomography Angiography Study. JAMA, **136**：507-513, 2018.

Monthly Book OCULISTA
創刊 5 周年記念書籍

好評書籍

すぐに役立つ
眼科日常診療のポイント
―私はこうしている―

■編集　大橋裕一(愛媛大学学長)／村上　晶(順天堂大学眼科教授)／高橋　浩(日本医科大学眼科教授)

日常診療ですぐに使える！
診療の際にぜひそばに置いておきたい一書です！

眼科疾患の治療に留まらず、基本の検査機器の使い方から
よくある疾患、手こずる疾患などを豊富な図写真とともに
詳述！患者さんへのインフォームドコンセントの具体例を
多数掲載！
若手の先生はもちろん、熟練の先生も眼科医としての知識
をアップデートできる一書！ぜひお手に取りください！

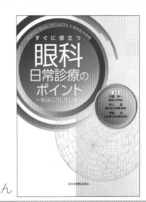

■2018 年 10 月発売　オールカラー　B5 判
300 頁　定価(本体価格 9,500 円＋税)
※Monthly Book OCULISTA の定期購読には含まれておりません

Contents

 全日本病院出版会　〒113-0033 東京都文京区本郷 3-16-4　Tel:03-5689-5989
www.zenniti.com　Fax:03-5689-8030

MB OCULI. No. 87：30-37, 2020

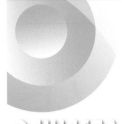

特集／ここまでできる緑内障診療

緑内障と関連する全身疾患

檜森紀子*

OCULISTA

Key Words： 加齢(aging)，酸化ストレス(oxidative stress)，睡眠時無呼吸症候群(sleep apnea syndrome)，血圧(blood pressure)，Flammer 症候群(Flammer syndrome)

Abstract：緑内障は日本における成人中途失明原因第 1 位の疾患である．現在唯一エビデンスのある眼圧下降治療によって眼圧下降を示すにもかかわらず，視野欠損が進行する症例を認めることが問題となっている．したがって，緑内障は眼圧以外の因子が関与する可能性もあると考えられている．最近，全身性の危険因子の関与を示唆する論文が多数報告され，注目されている．そこで今回，血圧，酸化ストレス，加齢，睡眠時無呼吸症候群，Flammer 症候群と緑内障との関連を紹介する．

はじめに

Collaborative normal-tension glaucoma study で提唱された通り，緑内障は視野保持のために眼圧を 30％下降させる眼圧下降に重点を置いて治療しているが，眼圧が十分低いにもかかわらず視野進行を認める症例が存在することも周知の事実である．最近，眼圧以外の危険因子と緑内障の発症，進行との関連が明らかになってきている．そこで今回，血圧，酸化ストレス，加齢，睡眠時無呼吸症候群，Flammer 症候群と緑内障の関係について紹介し，いかに問診により聞き出し，その事実を踏まえて診療に活かしていくのか概説する．

緑内障と血圧

The Egna-Neumarkt[1]，the Rotterdam[2]，the blue mountains eye study[3]では高血圧と緑内障の関連が指摘されている．The Baltimore eye survey は年齢に関する血圧と緑内障との関連を

* Noriko HIMORI，〒980-8575　仙台市青葉区星陵町 2-1　東北大学大学院医学系研究科神経感覚器病態学講座・眼科学分野，助教

示している[4]．若い患者では高血圧は眼血流に防御的に働くが，高齢患者では高血圧による視神経乳頭の血流低下が自動調節能を下回り，より眼血流の低下を呈し，緑内障のリスクの一因となる[5]．Yoshikawa らは 109 名の緑内障患者と 708 名の正常コントロールで 30 分ごとに 48 時間血圧を計測したところ，夜間の血圧下降が少ない non-dipper タイプが緑内障に多いことを明らかにした[6]．また，血圧上昇によって毛様体の毛細血管の圧が上昇し，前房水の産生上昇や前房水の排出不良を呈し眼圧上昇を引き起こすことも緑内障の一因として報告されている[1]．また，高血圧の内服薬の服用も眼循環に影響し，緑内障に抑制的に作用する可能性がある．カルシウム拮抗薬は正常眼圧緑内障(NTG)症例 47 名を対象とした後ろ向き研究において，進行抑制効果が報告された[7]．本邦からも 2 年以上経過観察が可能であった NTG 症例 110 名では，カルシウム拮抗薬を内服している緑内障患者では内服していなかった群と比較して視野進行を認める症例が少なかったと報告している[8]．特に低眼圧の NTG 症例 33 名を対象とした 3 年間の前向き研究ではカルシウム拮抗薬であるニルバ

ジピン内服が眼血流を改善させ，視野進行を抑制させたという報告がある[9]．適切な高血圧治療により眼血流量が増加し，緑内障による視野進行が抑制できたという結果である．

一方，NTG患者に低血圧の割合が高いことが指摘されており，高血圧だけでなく低血圧，特に夜間の低血圧も緑内障の一因として報告されている[10][11]．低血圧によって視神経乳頭の血流を損ない，視神経に緑内障性変化をきたす[10][12]．The Thessaloniki eye studyでは，高血圧治療による低い拡張期眼血圧は乳頭陥凹，視神経乳頭のrim減少と関連があり，緑内障性変化の素因になる可能性が明らかになった[13]．また，睡眠時の血圧が日中よりも10 mmHg以上低下するヒトは，NTGの進行を認めることが明らかになっている[14]．The Barbados eye studyでは収縮期血圧が低いと緑内障発症リスクが2倍となり，拡張期灌流圧が低い場合，3.3倍緑内障進行の確率が高くなることが言われている[15]．また，Proyecto VER studyでは拡張期灌流圧が45 mmHg以下の患者では65 mmHg以上の患者よりも緑内障進行の可能性が3倍になることが報告された[16]．したがって高血圧だけでなく低血圧による眼循環流量の低下によって緑内障のリスクは高まることが考えられる．

眼圧下降による視野進行抑制作用が奏効しにくいのは，女性，偏頭痛の既往，乳頭出血といった循環の関与を示唆する因子であった[17]．高・低血圧は視神経乳頭循環に影響を与えるため，我々の外来では診察時に血圧を計測し，高血圧を呈している方には内科を受診し精査・加療することを勧めている．また，高血圧の過剰治療によって低血圧を呈している方にはかかりつけの内科へその旨を報告し，内服薬の変更を検討いただいている．

緑内障に対する酸化ストレス

眼圧非依存性因子のなかで眼循環や酸化ストレスが緑内障の発症および進行に深く関与していることが報告されている．身近なところでは喫煙，過度の飲酒，ストレス，老化は血流を低下させ，活性酸素を発生させる原因となる．これに対して生体内は多重な防御機構を持ち，活性酸素の消去と障害の抑制・修復を行っている．しかし防御機構が破綻すると，過剰な活性酸素がその近傍にあるDNA（核酸），蛋白，脂肪（脂質）を酸化的修飾し，機能低下が引き起こされる．緑内障の動物モデルにおいて酸化ストレスマーカーが網膜神経節細胞に検出されたことが報告され[18][19]，酸化ストレスの上昇に伴いDNAや脂質障害が亢進することが明らかになった．

標的成分である核酸や蛋白，脂質にみられる酸化修飾物である「酸化ストレスマーカー」は，血液・尿検体を用いて解析が行われている．酸化ストレスマーカー8-OHdGはDNAを構成する塩基の一つデオキシグアノシンがフリーラジカル等によって酸化され，分子内に生成される．修復酵素によって正常なデオキシグアノシンに置き換えられ，DNAから切り出された8-OHdGは代謝されずに血液を経て尿中に排出されるため，尿中8-OHdGは酸化ストレスを評価できるバイオマーカーとして考えられている．YukiらはNTG患者の尿中8-OHdG濃度を測定し，5年後の視野進行との関与を検討したところ，進行群では有意に尿中8-OHdG濃度が高値であったという結果を報告している[20]．我々もNTG患者，特に初期の病期において尿中8-OHdG濃度と視神経乳頭血流が相関していることを明らかにしており，全身の酸化ストレスが視神経乳頭の血流低下を介して緑内障病態に関与している可能性が示唆された[21]．

ミトコンドリア障害と酸化ストレスは密接な関係がある．アデノシン三リン酸（ATP）を産生する際に，その副産物として活性酸素種を作り出し，ミトコンドリア自体には有害な活性酸素を消去する仕組みが備わっているものの，消去系の働きが不十分であり，活性酸素産生が亢進するとミトコンドリア機能不全をきたし，ATP産生低下をきたすと考えられる．Yanagimachiらは正常コントロールと比べ，緑内障患者においてミトコンドリア障害が有意に上昇していることを明らかにした

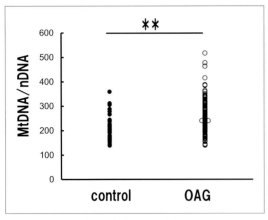

図 1. 緑内障(OAG)患者と正常コントロールの
　mtDNA copy 数
OAG 患者 123 名, 正常コントロール 37 名で比較
するとミトコンドリア・核 DNA 比は, OAG 患
者で有意に高いという結果であった.
　　　　　　　　　　　　　（文献 22 から引用改変）

（図 1）[22].

　活性酸素を消去する抗酸化力についても緑内障
病態との関連が示唆されているので紹介したい.
ビタミン C, カロテン, カタラーゼ, グルタチオ
ンペルオキシダーゼ, スーパーオキシドディスム
ターゼなどは代表的な抗酸化物質である. 正常眼
圧緑内障患者は正常コントロールと比較し, 血清
中ビタミン C 濃度が有意に低値であった[23]. 骨型
アルカリフォスファターゼ(BAP)は血清中の鉄
還元能を示しており, ビリルビン, アルブミン,
尿酸, ビタミン C 等の全身の抗酸化物質の影響を
受け, 全身の抗酸化力を示していると考えられて
いる. 指先から 500 μl 程度の血液を採取しフリー
ラジカル分析装置を用いて 15 分程度で結果が明
らかになるため, 外来にて容易に解析することが
できる. Tanito らは正常コントロールと比較し開
放隅角緑内障患者は BAP が低下していることを
明らかにしている[24]. 我々は緑内障患者における
BAP と緑内障重症度評価に有用な網膜神経節細
胞数(WRGC)との関係を検討したところ, 比較的
若い男性緑内障患者において BAP と WRGC が有
意に相関することが明らかになった[25]. この結果
は抗酸化力が低いほど視野障害が進行しているこ
とを示しており, 全身の抗酸化力が緑内障病態へ

影響を与えていることを示唆している. その考え
を元に我々の外来では, フリーラジカル分析装置
を用いて酸化ストレスマーカーを計測し, 酸化ス
トレスが高値であったり, 抗酸化力が低値であっ
た場合, 緑内障患者への生活習慣指導に役立てて
いる.

緑内障と加齢の関係

　加齢は人種や地域を問わず, 緑内障の危険因子
であることが示されている. 多治見 study では緑
内障の有病率は 40 歳以上の 5%, 70 歳以上で 11%
と加齢により緑内障患者の割合が増加する傾向が
明らかになり, 年齢は緑内障のリスクファクター
と考えられている. 疫学調査では眼圧の影響を除
外しても加齢が有意に緑内障と関連していること
が示されており, 加齢が眼圧を介さずに独立して
緑内障の危険因子となることが推察される. 加齢
が視神経に与える影響として, 動脈硬化や内皮機
能の低下が挙げられ, これらが多くの眼疾患の眼
循環に悪影響を及ぼすと考えられる[26)27]. 視神経
乳頭は灌流圧の変化に対応しうる調節領域である
自動調節能を保持している. 緑内障では眼圧上昇
や血管内皮機能不全, アストロサイトの活性化等
により視神経乳頭血流の自動調節能が障害される
ことが視神経乳頭における虚血の一因となってい
ると考えられている[28]. 加齢に伴って眼血流を一
定に保つ自動調節能が弱まり, さらに夜間の血圧
低下も現れることから, 高齢者では眼血流が夜間
に低下することが明らかになった[29]. また, 加齢
によるミトコンドリア機能の低下に伴い[30)31],
ATP 等のエネルギー産生も低下することが考え
られる. また, 解剖学的に無髄神経線維である視
神経はエネルギー要求が高いため, 網膜神経節細
胞はミトコンドリア異常の影響をうけやすい部位
であり, 網膜の細胞機能も弱まると考えられる.

　加齢によって網膜に酸化ストレスが蓄積されて
いることも明らかになっており[32], 加齢に伴い眼
循環が悪化することで酸化ストレスが発生すると
考えられている. 実際, 初期緑内障において視神

表 1. 緑内障と睡眠時無呼吸症候群

	研究デザイン	調査人数	調査したタイプ	結　果
Mojon et al, 2000	横断	30	POAG	夜間酸素測定研究では，20%がSASを持っていた．
Mojon et al, 2002	横断	16	NTG	44%にSASがあり，その63%が64歳以上
Marcus et al, 2001	ケースコントロール	23/14/30	NTG/NTG疑い/コントロール	睡眠障害がNTG 57%，NTG疑い43%，コントロールの3%にみられた．SASはNTG 7/9 (78%)，NTG疑い4/4，コントロール0/1に確認された．
Tsang et al, 2006	ケースコントロール	41/35	SAS/コントロール	コントロール群と比較して，4倍OSA群で緑内障乳頭変化．
Mojon et al, 1999	横断	114	SAS	SASの診断を受けた5/69(7%)が緑内障あり．
Bendel et al, 2007	横断	100	SAS	27%がPOAG/NTGと診断された．
Geyer et al, 2003	横断	228	SAS	2%がPOAGを持っていた．（一般集団と同じ）
Sergi et al, 2007	ケースコントロール	51/40	SAS/コントロール	SAS群の5.9%がNTG，コントロール群では0%．
Onen et al, 2000	ケースコントロール	212/218	POAG/コントロール	POAGを持つ患者はよりいびきの有病率が高く(47.6%, P=0.04)．

POAG：原発開放隅角緑内障

経乳頭の循環不全が乳頭陥凹の形成や軸索流の低下につながり，網膜神経節細胞死をきたすことが報告されている[33]．組織学的には，加齢に伴い視神経内の神経線維密度は減少し，特に太い神経線維が脱落すると考えられている．実際，加齢により網膜神経線維層厚は菲薄することが報告され[34)35)]，視覚誘発電位上，視神経の反応時間が遅くなることも明らかになっている[36]．

緑内障と睡眠時無呼吸症候群

睡眠時無呼吸症候群(sleep apnea syndrome：SAS)の有病率は成人男性の3~7%，女性では2~5%といわれている．不整脈や高血圧，心筋梗塞などの致死性心疾患のリスクファクターと考えられている．症状は日中の過剰な眠気，いびきや中途覚醒，熟睡感が少ない，無呼吸の指摘等が挙げられる．診断は臨床症状とポリソムノグラフィ検査による客観的指標が必要である．治療はSASの重症度に応じて経鼻的持続陽圧呼吸療法(continuous positive airway pressure：CPAP)やマウスピースとなっている．

緑内障とSASの関連を示唆する多くの報告があり，SASのなかで2~27%が緑内障有病者ということが明らかになっている[37)~39)]．また，既報では緑内障患者においてSASの割合は20~57%と高いという報告もある[40)~42)]（表1）．

これは，SASがあると夜間間欠的な低酸素状態になり，交感神経が亢進し血圧が上昇することで，血管内皮障害を引き起こす．また低酸素から酸化ストレス，炎症反応が起こり，こちらも内皮障害に至る．SASがあると夜間間欠的な低酸素状態となり，交感神経が夜間だけでなく日中も亢進し血圧上昇をきたし，血管内皮障害を起こす．また低酸素で酸化ストレス，炎症反応が起こり，血管内皮障害に至る[43]．我々はNTG患者，特に初期の病期において尿中8-OHdG濃度と視神経乳頭血流が相関していることを明らかにしており，全身の酸化ストレスが視神経乳頭の血流低下を介して緑内障の病態に関与している可能性を示した[21]．

そこで我々は，当科通院中の緑内障患者の視野進行の程度をSASの有無でみると，SAS群は視野進行のスピードが速く，酸化ストレスマーカーであるdROMもSAS群において有意に高値であり，SAS群は酸化ストレスを介して緑内障の病態に影響を与える可能性が考えられた(図2)[44]．代表的な治療であるCPAPは酸化ストレスを低値にする[45]，交感神経の亢進状態を低下させる[46)47)]，炎症反応を低下させる[48]という報告があり，夜間の無呼吸・低呼吸総数を減らすだけでなく，全身状態を改善させる作用が報告されている．我々は

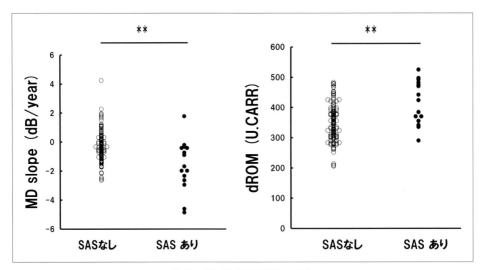

図 2. CPAP 治療前後の変化
SAS を罹患する緑内障患者は酸化ストレスレベルが高く，緑内障視野進行も
早いことが明らかになった．

（文献 44 から引用改変）

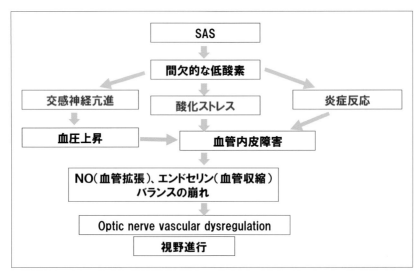

図 3. 緑内障に対する SAS のメカニズム
睡眠時無呼吸症候群があると夜間間欠的な低酸素状態になり，交感神経が夜
間だけでなく日中も亢進し，血圧上昇し血管内皮障害を起こす．また低酸素で
酸化ストレス，炎症反応が起こり，血管内皮障害に至る．

（文献 43 から引用改変）

当院外来通院中の緑内障患者の酸化ストレスレベルや視野進行スピードを CPAP 治療前後において比較検討したところ，CPAP 治療後に有意な酸化ストレスレベルの低下と視野進行の抑制を認めることが明らかになった．

酸化ストレスの亢進によって視神経乳頭血流低下，血管拡張因子と収縮因子のバランスの崩れから視神経乳頭血管の調節障害を起こし，これらが緑内障患者において視野進行が悪化する一因になると考えられる（図 3）[43]．よって，当科外来では睡眠時のいびきの有無，起床時熟睡感の有無，日中の眠気の有無について問診を行い，疑わしい場合は呼吸器内科での精査・加療を勧めている．SAS に罹患している緑内障患者において，点眼治療に加え適切な SAS 治療を行うことによって，緑内障進行を抑えることが可能となると考えている．

表 2. Flammer 問診票

①手足の冷え	⑨薬が効きやすい
②同じ姿勢でいると冷えを感じる	⑩痛みに敏感
③低血圧	⑪嗅覚過敏
④急に立ったときにめまいがする	⑫低体重
⑤寝つきが悪い	⑬完璧主義
⑥喉が渇きにくい	⑭耳鳴り
⑦頭痛がある	⑮興奮したときに皮膚の一部が赤く
⑧片頭痛	なったり白くなったりする

(文献 51 から引用改変)

緑内障と Flammer 症候群

　Flammer 症候群は，寒冷刺激や身体的・感情的ストレス等の刺激に対する血管応答が特異であり，血流障害が強く出る vascular dysfunction の素因を有する人々の表現型のことを言う[49]．実際，寒冷刺激を与えると健常人と比べ Flammer 症候群のヒトは血管応答が異なることが報告されている．例えば，Flammer 症候群のヒトは寒冷負荷後に視神経乳頭血流が低下し，血管応答異常を伴うことが明らかになった．Flammer 症候群は，緑内障を含めた眼疾患と関連することが報告されており，vascular dysfunction は緑内障の病因において，重要な要因であると考えられている[50]．Konieczka らは 246 人の NTG 患者と 1,116 人のコントロールに 15 項目の Flammer 症候群の症状について質問を行ったところ，NTG 患者はコントロールと比較し，手足の冷え，完璧主義，寝つきが悪い等の項目に陽性を示す症例が有意に多かったという報告がある[51]．手足の冷えが NTG 患者で多いというのは，血管の攣縮によって細い血管の調節異常が生じ，最も細い血管を持つ眼が影響を受けることが考えられる．片頭痛，低血圧は Flammer 症候群の一症状であるが，これらも緑内障と関連があると報告されている[17][52]．このように緑内障と Flammer 症候群との関連性が指摘されていることから，我々は外来で Flammer 問診票(表2)を用いて，該当する症状がないか確認し，緑内障の亜型となる vascular dysregulation が惹起されやすい緑内障患者かどうか確認することにしている．

まとめ

　緑内障と血圧，酸化ストレス，加齢，睡眠時無呼吸症候群，Flammer 症候群との関係について説明した．眼圧以外の危険因子について知識を深めることが眼圧コントロールが良好ながら視野進行を認める症例への治療アプローチの一助となると考えられる．

文 献

1) Bonomi L, Marchini G, Marraffa M, et al：Vascular risk factors for primary open angle glaucoma：the Egna-Neumarkt Study. Ophthalmology, **107**(7)：1287-1293, 2000.

2) Dielemans I, Vingerling JR, Algra D, et al：Primary open-angle glaucoma, intraocular pressure, and systemic blood pressure in the general elderly population. The Rotterdam Study. Ophthalmology, **102**(1)：54-60, 1995.

3) Mitchell P, Lee AJ, Rochtchina E, et al：Open-angle glaucoma and systemic hypertension：the blue mountains eye study. J Glaucoma, **13**(4)：319-326, 2004.

4) Tielsch JM, Sommer A, Katz J, et al：Racial variations in the prevalence of primary open-angle glaucoma. The Baltimore Eye Survey. JAMA, **266**(3)：369-374, 1991.

5) Anderson DR：Introductory comments on blood flow autoregulation in the optic nerve head and vascular risk factors in glaucoma. Surv Ophthalmol, **43**(Suppl 1)：S5-S9, 1999.

6) Yoshikawa T, Obayashi K, Miyata K, et al：Increased Nighttime Blood Pressure in Patients with Glaucoma：Cross-sectional Analysis of the LIGHT Study. Ophthalmology, **126**(10)：1366-

1371, 2019.

7) Daugeliene L, Yamamoto T, Kitazawa Y : Risk factors for visual field damage progression in normal-tension glaucoma eyes. Graefes Archi Clin Exp Ophthalmol, **237**(2) : 105-108, 1999.

8) Ishida K, Yamamoto T, Kitazawa Y : Clinical factors associated with progression of normal-tension glaucoma. J Glaucoma, **7**(6) : 372-377, 1998.

9) Koseki N, Araie M, Tomidokoro A, et al : A placebo-controlled 3-year study of a calcium blocker on visual field and ocular circulation in glaucoma with low-normal pressure. Ophthalmology, **115**(11) : 2049-2057, 2008.

10) Hayreh SS, Zimmerman MB, Podhajsky P, et al : Nocturnal arterial hypotension and its role in optic nerve head and ocular ischemic disorders. Am J Ophthalmol, **117**(5) : 603-624, 1994.

11) Graham SL, Drance SM, Wijsman K, et al : Ambulatory blood pressure monitoring in glaucoma. The nocturnal dip. Ophthalmology, **102**(1) : 61-69, 1995.

12) Grunwald JE, Riva CE, Stone RA, et al : Retinal autoregulation in open-angle glaucoma. Ophthalmology, **91**(12) : 1690-1694, 1984.

13) Topouzis F, Coleman AL, Harris A, et al : Association of blood pressure status with the optic disk structure in non-glaucoma subjects : the Thessaloniki eye study. Am J Ophthalmol, **142**(1) : 60-67, 2006.

14) Charlson ME, de Moraes CG, Link A, et al : Nocturnal systemic hypotension increases the risk of glaucoma progression. Ophthalmology, **121**(10) : 2004-2012, 2014.

15) Leske MC, Wu SY, Hennis A, et al : Risk factors for incident open-angle glaucoma : the Barbados Eye Studies. Ophthalmology, **115**(1) : 85-93, 2008.

16) Quigley HA, West SK, Rodriguez J, et al : The prevalence of glaucoma in a population-based study of Hispanic subjects : Proyecto VER. Arch Ophthal, **119**(12) : 1819-1826, 2001.

17) Drance S, Anderson DR, Schulzer M : Risk factors for progression of visual field abnormalities in normal-tension glaucoma. Am J Ophthalmol, **131**(6) : 699-708, 2001.

18) Tezel G, Yang X, Cai J : Proteomic identification of oxidatively modified retinal proteins in a chronic pressure-induced rat model of glaucoma. Invest Ophthalmol Vis Sci, **46**(9) : 3177-3187, 2005.

19) Nakajima Y, Inokuchi Y, Shimazawa M, et al : Astaxanthin, a dietary carotenoid, protects retinal cells against oxidative stress in-vitro and in mice in-vivo. J Pharm Pharmacol, **60**(10) : 1365-1374, 2008.

20) Yuki K, Tsubota K : Increased urinary 8-hydroxy-2'-deoxyguanosine(8-OHdG)/creatinine level is associated with the progression of normal-tension glaucoma. Curr Eye Res, **38**(9) : 983-988, 2013.

21) Himori N, Kunikata H, Shiga Y, et al : The association between systemic oxidative stress and ocular blood flow in patients with normal-tension glaucoma. Graefes Arch Clin Exp Ophthalmol, **254**(2) : 333-341, 2016.

22) Inoue-Yanagimachi M, Himori N, Sato K, et al : Association between mitochondrial DNA damage and ocular blood flow in patients with glaucoma. Br J Ophthalmol, 2018.

23) Yuki K, Murat D, Kimura I, et al : Reduced-serum vitamin C and increased uric acid levels in normal-tension glaucoma. Graefes Arch Clin Exp Ophthalmol, **248**(2) : 243-248, 2010.

24) Tanito M, Kaidzu S, Takai Y, et al : Status of systemic oxidative stresses in patients with primary open-angle glaucoma and pseudoexfoliation syndrome. PLoS One, **7**(11) : e49680, 2012.

25) Asano Y, Himori N, Kunikata H, et al : Age- and sex-dependency of the association between systemic antioxidant potential and glaucomatous damage. Sci Rep, **7**(1) : 8032, 2017.

26) Ravalico G, Toffoli G, Pastori G, et al : Age-related ocular blood flow changes. Invest Ophthalmol Vis Sci, **37**(13) : 2645-2650, 1996.

27) Henry E, Newby DE, Webb DJ, et al : Altered endothelin-1 vasoreactivity in patients with untreated normal-pressure glaucoma. Invest Ophthalmol Vis Sci, **47**(6) : 2528-2532, 2006.

28) Cherecheanu AP, Garhofer G, Schmidl D, et al : Ocular perfusion pressure and ocular blood flow in glaucoma. Curr Opin Pharmacol, **13**(1) : 36-42, 2013.

29) Kida T, Liu JH, Weinreb RN : Effect of aging on nocturnal blood flow in the optic nerve head and macula in healthy human eyes. J Glaucoma, **17**

(5) : 366-371, 2008.

30) Kong GY, Van Bergen NJ, Trounce IA, et al : Mitochondrial dysfunction and glaucoma. J Glaucoma, 18(2) : 93-100, 2009.

31) Lee S, Van Bergen NJ, Kong GY, et al : Mitochondrial dysfunction in glaucoma and emerging bioenergetic therapies. Exp Eye Res, 93(2) : 204-212, 2011.

32) Yoshida S, Yashar BM, Hiriyanna S, et al : Microarray analysis of gene expression in the aging human retina. Invest Ophthalmol Vis Sci, 43 (8) : 2554-2560, 2002.

33) Caprioli J, Coleman AL, Discussion BFiG : Blood pressure, perfusion pressure, and glaucoma. Am J Ophthalmol, 149(5) : 704-712, 2010.

34) Leung CK, Yu M, Weinreb RN, et al : Retinal nerve fiber layer imaging with spectral-domain optical coherence tomography : a prospective analysis of age-related loss. Ophthalmology, 119 (4) : 731-737, 2012.

35) Demirkaya N, van Dijk HW, van Schuppen SM, et al : Effect of age on individual retinal layer thickness in normal eyes as measured with spectral-domain optical coherence tomography. Invest Ophthalmol Vis Sci, 54(7) : 4934-4940, 2013.

36) Kuba M, Kremláček J, Langrová J, et al : Aging effect in pattern, motion and cognitive visual evoked potentials. Vision Res, 62 : 9-16, 2012.

37) Geyer O, Cohen N, Segev E, et al : The prevalence of glaucoma in patients with sleep apnea syndrome : same as in the general population. Am J Ophthalmol, 136(6) : 1093-1096, 2003.

38) Bendel RE, Kaplan J, Heckman M, et al : Prevalence of glaucoma in patients with obstructive sleep apnoea--a cross-sectional case-series. Eye (London, England), 22(9) : 1105-1109, 2008.

39) Mojon DS, Hess CW, Goldblum D, et al : High prevalence of glaucoma in patients with sleep apnea syndrome. Ophthalmology, 106(5) : 1009-1012, 1999.

40) Mojon DS, Hess CW, Goldblum D, et al : Primary open-angle glaucoma is associated with sleep apnea syndrome. Ophthalmologica, 214(2) : 115-118, 2000.

41) Marcus DM, Costarides AP, Gokhale P, et al : Sleep disorders : a risk factor for normal-tension glaucoma? J Glaucoma, 10(3) : 177-183, 2001.

42) Mojon DS, Hess CW, Goldblum D, et al : Normal-tension glaucoma is associated with sleep apnea syndrome. Ophthalmologica, 216(3) : 180-184, 2002.

43) Kohler M, Stradling JR : Mechanisms of vascular damage in obstructive sleep apnea. Nat Rev Cardiol, 7(12) : 677-685, 2010.

44) Yamada E, Himori N, Kunikata H, et al : The relationship between increased oxidative stress and visual field defect progression in glaucoma patients with sleep apnoea syndrome. Acta Ophthalmologica, 2018.

45) Jurado-Gamez B, Fernandez-Marin MC, Gomez-Chaparro JL, et al : Relationship of oxidative stress and endothelial dysfunction in sleep apnoea. Eur Respir J, 37(4) : 873-879, 2011.

46) Kohler M, Pepperell JC, Casadei B, et al : CPAP and measures of cardiovascular risk in males with OSAS. Eur Respir J, 32(6) : 1488-1496, 2008.

47) Drager LF, Bortolotto LA, Figueiredo AC, et al : Effects of continuous positive airway pressure on early signs of atherosclerosis in obstructive sleep apnea. Am J Respir Crit Care Med, 176 (7) : 706-712, 2007.

48) Baessler A, Nadeem R, Harvey M, et al : Treatment for sleep apnea by continuous positive airway pressure improves levels of inflammatory markers—a meta-analysis. J Inflamm(Lond), 10 : 13, 2013.

49) Flammer J, Konieczka K : The discovery of the Flammer syndrome : a historical and personal perspective. EPMA J, 8(2) : 75-97, 2017.

50) Konieczka K, Ritch R, Traverso CE, et al : Flammer syndrome. EPMA J, 5(1) : 11, 2014.

51) Konieczka K, Erb C : Diseases potentially related to Flammer syndrome. EPMA J, 8(4) : 327-332, 2017.

52) Kaiser HJ, Flammer J, Graf T, et al : Systemic blood pressure in glaucoma patients. Graefes Arch Clin Exp Ophthalmol, 231(12) : 677-680, 1993.

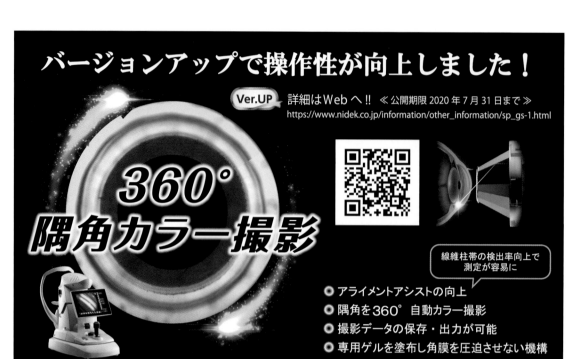

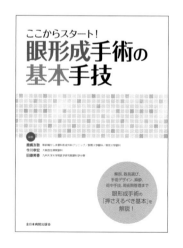

MB OCULI. No. 87 : 39-44, 2020

特集／ここまでできる緑内障診療

緑内障の隅角病変は見逃されやすい

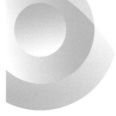

酒井　寛[*1]　力石洋平[*2]

Key Words : 閉塞隅角緑内障(angle closure glaucoma), 落屑緑内障(exfoliation glaucoma), 静的隅角鏡検査(static gonioscopy), 動的隅角鏡検査(dynamic gonioscopy), 超音波生体顕微鏡(ultrasound biomicroscopy：UBM), 前眼部光干渉断層計：前眼部 OCT(anterior segment optical coherent tomography)

Abstract : 閉塞隅角緑内障は見逃されやすい. 閉塞隅角緑内障の治療の原則は隅角を開放させる手術療法であるが, 薬物治療によっても一時的に眼圧は下降することも多い. 閉塞隅角と診断されずに点眼治療を続けられた場合, 隅角閉塞は進行し, 持続的または間欠的な高眼圧により緑内障性視神経症は急速に進行する. 閉塞隅角の診断を正確に行うことが求められ, 必須の検査である静的隅角鏡検査に加えて, 超音波生体顕微鏡や前眼部光干渉断層計等の画像検査も大変有用である. 落屑緑内障も眼圧上昇が著しく, 失明しやすい病型であるが, 診断が困難な病期が存在する. 落屑緑内障を含む続発緑内障や軽度の隅角形成異常による若年開放隅角緑内障の診断には動的隅角鏡検査が必須である.

見逃されやすい隅角病変：閉塞隅角, 隅角新生血管, 未発達な隅角, 落屑緑内障

見逃されやすい隅角病変(原発緑内障)

緑内障は隅角所見によって大別されている. 開放隅角緑内障と閉塞隅角緑内障である. 隅角鏡の発明と普及に基づき, 米国の Otto Barkan は 1938 年に緑内障を deep chamber type, open angle(深前房型, 開放隅角)と shallow chamber type, narrow angle(浅前房型, 狭隅角)に分類した. 閉塞隅角緑内障(angle closure glaucoma), 開放隅角緑内障(open angle gleucoma)という用語と概念が確立されたのは第二次世界大戦後のことである[1)2)]. 緑内障は世界において第二位, 日本においては第一位の失明原因疾患であると推定されてい

る. 世界において, 開放隅角緑内障の罹患者数は閉塞隅角緑内障の数倍であるが, 失明者についてはほぼ同数であると推定されている. 閉塞隅角緑内障の失明率が開放隅角緑内障より数倍高いことがその理由である[3)~5)]. 閉塞隅角緑内障は著しい高眼圧をきたすことが, 高い失明率の理由として考えらる. 原発閉塞隅角緑内障(primary angle closure glaucoma：PACG)においては, その前段階として眼圧上昇や周辺虹彩前癒着(peripheral anterior synechiae：PAS)を伴わず緑内障性視神経症(glaucomatous optic neuropathy：GON)をきたしていない原発閉塞隅角症疑い(primary angle closure suspect：PACS), または眼圧上昇または PAS は存在するが GON はきたしていない原発閉塞隅角症(primary angle closure：PAC)の状態が存在する. PACG は, PACS または PAC の段階で隅角を開放させる適切な手術治療(レー

*1 Hiroshi SAKAI, 〒901-2126　浦添市宮城 6-1-21 浦添さかい眼科
*2 Yohei CHIKARAISHI, 〒903-0215　沖縄県中頭郡 西原町字上原 207, 琉球大学医学部眼科学講座, 助教

表 1.

種　類	条　件	目　的
静的隅角鏡検査	正面位(第一眼位)で，ゴールドマン隅角鏡(ツバなし)を用いる．暗室で行い細隙光は長さ1mmで幅は非常に狭くし瞳孔に入射させずに自然散瞳状態で隅角を観察する．	隅角閉塞(ITC)の象限数を判定し，ITCが2または3象限以上で閉塞隅角眼(occludable angle)と診断する．原発閉塞隅角疾患の診断を行う．
動的隅角鏡検査	細隙光を長くして，瞳孔に入射した縮瞳状態での隅角を観察する．隅角が狭く観察できなかった隅角を眼球を動かすよう指示して観察する．	周辺虹彩前癒着(PAS)，プラトー虹彩，未発達な隅角，隅角形成異常，結節，新生血管，色素沈着等を診断する．
圧迫隅角鏡検査(動的隅角鏡検査の一種)	動的隅角鏡検査所見にて隅角閉塞がPASを伴っているか不明な場合に，専用の圧迫隅角鏡を用いて角膜を圧迫し，隅角を房水により押し広げて観察する．	隅角底が確認されない場合のPASの診断が主目的である．プラトー虹彩形状においては毛様体突起の前方偏位も診断可能とされる．

隅角閉塞の診断を正確に行うために必須の検査である静的隅角鏡検査に加えて，超音波生体顕微鏡や前眼部光干渉断層計等の画像検査も大変有用である．

ザー治療を含む)を行えば，予防，治療が可能である．急性PACまたはPACGでは，薬物治療によって一時的に眼圧をコントロールできるが，長期予後は非常に不良であることが過去の研究により示されている[6]．PACGにおいては，閉塞隅角と診断されずに点眼治療を続けられた場合，隅角閉塞は進行し，眼圧上昇により緑内障性視神経症は急速に進行する．眼圧上昇は持続的だけではなく間欠的にも起こると考えられるので，PACGの眼圧は必ずしも診察時に高いとは限らない．実際に，大規模疫学調査久米島スタディにおいて診断時に眼圧上昇またはPASの存在するPAC＋GONは約半数であり，残りの半数はPACS＋GONであることが示されている[7]．こうした症例は，適切な隅角鏡検査を行わなかった場合，前房の浅い原発開放隅角緑内障(primary open angle glaucoma：POAG)，特に正常眼圧緑内障(normal tension glaucoma：NTG)と診断されてしまう可能性がある．実際，臨床現場において長くPOAGまたはNTGと診断され，緑内障点眼薬を処方され治療されているにもかかわらず視野障害が進行し，重篤な視機能障害に至っているPACG患者を診察することは稀ではない．POAGの治療の第一選択は薬物治療とされているのに対し，PACGは手術による隅角開放が治療の原則とされている[8]．

理論的にはレーザーを含む手術により治療または予防が可能な疾患であるPACGが失明しやすい理由には，スクリーニングを含めた診断の難しさが存在する．PACS，PAC，PACGを包括する概念として原発閉塞隅角疾患(primary angle closure diseases：PACD)という用語が近年使われているが，PACDの根幹となる隅角鏡所見上の閉塞隅角をoccludable angleという．原発性の閉塞隅角であるoccludable angleは，器質的隅角閉塞＝PASと非器質的隅角閉塞(appositional angle closure)を包括した用語である[9]．PACDの診断には，暗室で瞳孔に細隙灯顕微鏡の観察光を入射させずに静的隅角鏡検査と，観察光を入射して縮瞳状態とし，さらに眼球を動かして行う動的隅角鏡検査の両方を適切に行う必要がある(表1)．

暗室条件で隅角を検査することの重要性は超音波生体顕微鏡(UBM)検査によって明確に示される(図1)．縮瞳時には，虹彩が菲薄化しているので隅角は散瞳時よりも広く観察される[10]．UBM検査では観察光も固視灯も使用しないので，自然散瞳時の隅角を観察することが可能である．前眼部光干渉断層計(前眼部OCT)では，暗室下で撮影しても隅角はUBMよりも広く撮影されることが知られていたが，その原因として固視灯の使用が関与していることが示されている[11]．前眼部OCTを使用する場合には，UBMより隅角が広く描出されることに留意し，固視灯を消灯して撮影することも検討する[11]．

世界的にPACD診断のゴールドスタンダード

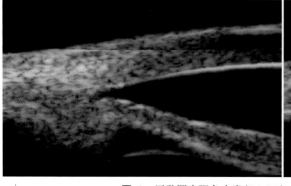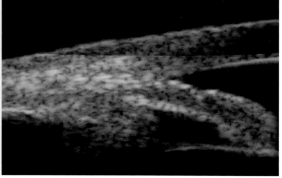

a | b 　　　　**図 1**. 原発閉塞隅角疾患(PACD)の超音波生体顕微鏡(UBM)検査
　　　　a：明室下．縮瞳時，隅角は広く開放している．動的隅角鏡検査による
　　　　　 Shaffer 分類であれば grade 3 の広隅角と診断される程度である．
　　　　b：暗室下．自然散瞳時，隅角は閉塞している．暗室下で行う静的隅角鏡
　　　　　 検査の重要性を示唆している．

（文献 10 より引用）

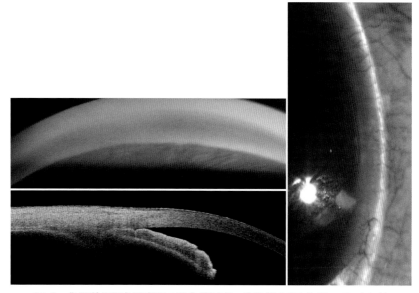

　　　　図 2. 非器質的隅角閉塞眼の隅角鏡写真，前眼部 OCT と Van Herick 法
　　　　第一眼位では下方隅角線維柱帯は観察できない．暗室での前眼部 OCT
　　　　（上方隅角）では虹彩と線維柱帯部の接触が診断される．Van Herick 法で
　　　　は I 度である．

（文献 17 より転載）

は静的隅角鏡検査であるので，すべての緑内障患
者には一度は隅角鏡検査を行わなければならな
い．特に，周辺前房深度の推定法である Van
Herick 法において，周辺部前房深度が角膜厚の 4
分の 1 以下(grade 2 以下)の場合には，PACD を
念頭に隅角鏡検査を実施することが重要である
(図 2, 表 2)．PACD の隅角閉塞は，虹彩機序，
水晶体機序，毛様体機序等，眼球構造に基づく多

表 2. Van Herick 法

Grade 1：前房深度が角膜厚の 1/4 未満
Grade 2：前房深度が角膜厚の 1/4
Grade 3：前房深度が角膜厚の 1/4〜1/2
Grade 4：前房深度が角膜厚以上

上記に加えて周辺前房が全くない場合を，Grade 0 と
記述することもある．

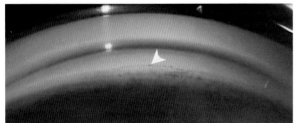

図 3. 落屑緑内障眼に観察される Sampaolesi 線
シュワルベ線を越える高さ（角膜より）に波状の
色素沈着が観察される.

（文献 17 より転載）

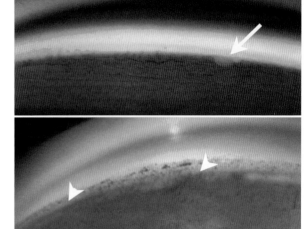

図 4. 眼サルコイドーシスの隅角鏡所見

a：隅角結節

b：テント状の周辺虹彩前癒着

$\frac{a}{b}$

（文献 17 より転載）

層的なメカニズムが背景にある. 虹彩機序には虹彩の前方凸による相対的瞳孔ブロックと, 平坦な虹彩によるプラトー虹彩が存在する. 相対的瞳孔ブロックは浅前房が主因であり, 浅前房の要因として水晶体厚の増加, 水晶体の前方移動等, 水晶体因子が関連している. プラトー虹彩では, 中心前房深度はそれほど浅くなく, 周辺虹彩切除やレーザー虹彩切開術を行っても隅角閉塞が持続する[12]~[14]. 毛様体突起の前方偏位, 前方回旋など毛様体因子がその背景にあるとされる. プラトー虹彩では細隙灯顕微鏡検査では中心前房は深いため見逃されやすく, Van Herick 法による周辺前房深度の推定および隅角鏡検査を行うことにより診断する. 確定診断には毛様体突起が描出できる UBM が重要[15]であり, UBM を用いた診断基準[16]が報告されている. 過去の報告からは, 東アジア人の PACD のおよそ3割はプラトー虹彩形状を持つ[16]と考えられている.

見逃されやすい隅角病変（続発緑内障）

落屑緑内障, Fuchs 虹彩異色性虹彩毛様体炎, 眼サルコイドーシス, 血管新生緑内障, 虹彩角膜内皮（ICE）症候群, Axenfeld-Rieger 症候群等は,

軽症の場合 POAG との鑑別が重要となる. 落屑緑内障では瞳孔縁における落屑物質の沈着, Fuchs 虹彩異色性虹彩毛様体炎では, 特徴的な虹彩萎縮による虹彩異色, 眼サルコイドーシスでは虹彩結節, 血管新生緑内障では虹彩新生血管, 虹彩角膜内皮（ICE）症候群では虹彩萎縮等, Axenfeld-Rieger 症候群では虹彩低形成等いずれも虹彩の異常から診断されることが多い. 虹彩の所見が軽微な場合には隅角鏡所見が診断に有用であることも多い. 落屑緑内障を含む落屑症候群ではシュワルベ線を越える高さに波状の隅角色素沈着（Sampaolesi 線）（図3）が観察されることがあり, 特徴的な所見であるので存在する場合には落屑症候群の診断根拠の一つになりうる. Fuchs 虹彩異色性虹彩毛様体炎では隅角結節や隅角新生血管が, 眼サルコイドーシスでは隅角結節（図4）が, 血管新生緑内障では隅角新生血管や隅角出血（図5）が, ICE 症候群では極めて丈の高い周辺虹彩癒着（図6）が, Axenfeld-Rieger 症候群では丈の高い周辺虹彩癒着（分離不全）（図7）が観察されることがある. 若年開放隅角緑内障では, 虹彩の異常所見はないが隅角が未発達で毛様体帯が観察されず虹彩突起が多い. こうした, 続発緑内障および若年開

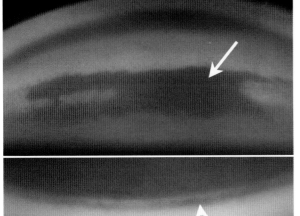

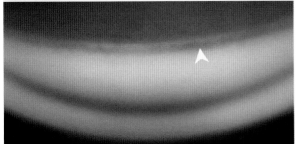

a / b

図 5. 血管新生緑内障の隅角鏡所見
　　　　a：隅角出血（下方隅角）
　　　　b：隅角新生血管（上方隅角）
　　　　　　　　　（文献 17 より転載）

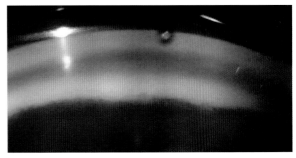

図 6. ICE 症候群の隅角鏡所見
丈の高い周辺虹彩癒着があり，正常な隅角構造が
視認できない．

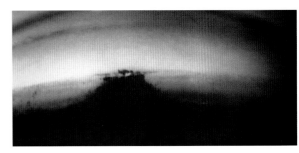

図 7. Axenfeld-Rieger 症候群（軽度）の隅角鏡所見
シュワルベ線を越える高さの丈の高い周辺虹彩癒着
（分離不全）が観察される．

放隅角緑内障では POAG よりも眼圧が高くなり，
手術を必要とすることもある．隅角鏡検査で
POAG との鑑別を行うことが重要である．

文　献

1) Barkan O：Primary glaucoma：pathogenesis and classification. Am J Ophthalmol, **37**：724-744, 1954.

2) Lowe RF：A history of primary angle closure glaucoma. Surv Ophthalmol, **40**：163-170, 1995.

3) Quigley HA, Broman AT：The number of people with glaucoma worldwide in 2010 and 2020. Br J Ophthalmol, **90**：262-267, 2006.

4) Tham YC, Li X, Wong TY, et al：Global prevalence of glaucoma and projections of glaucoma burden through 2040：a systematic review and meta-analysis. Ophthalmology, **121**：2081-2090, 2014.

5) Asia-Pacific Glaucoma Society： Asia-Pacific Glaucoma Guidelines. Kugler, Amsterdam, 2016.

6) 安田典子，景山万里子：原発性閉塞隅角緑内障の予後（第 2 報）眼圧に対する長期薬物治療の効果．日眼会誌，**92**：1644-1649, 1988.

Summary 手術をせずに 5 年以上の経過を経た PACG（現在の定義では原発閉塞隅角症：PAC または PACG）159 眼（急性発作 Acute PAC または Acute PACG 14 眼，発作反対眼 47 眼，慢性 PACG 98 眼）を薬物治療のみで経過観察した予後について報告している．急性の PAC（G）においても慢性 PACG 眼においても半数が同じ病型を再発する．

7) Sawaguchi S, Sakai H, Iwase A, et al：Prevalence of primary angle closure and primary angle-closure glaucoma in a southwestern rural population of Japan：the Kumejima Study. Ophthalmology, **119**：1134-1142, 2012.

Summary 久米島スタディでは PACG の有病率は多治見の 3.7 倍, 2.2% と高く，PACG の半数の症例では診断時に眼圧上昇や PAS が存在しなかった．

8) 日本緑内障学会緑内障診療ガイドライン作成委員会：緑内障診療ガイドライン（第 4 版）．日眼会誌，**122**：5-53, 2018.

9) Foster P, He M, Liebmann J：Angle Closure and Angle Closure Glaucoma：Reports and Consensus Statements of the 3rd Global Aigs Consensus Meeting on Angle Closure Galucoma（ed：Weinreb RN, Friedman DS), Kugler Publications,

2006.

10) 酒井　寛, 澤口昭一：原発閉塞隅角緑内障の発症に毛様体の果たす役割. あたらしい眼科, **20**：973-980, 2003.

11) Nakamine S, Sakai H, Arakaki Y, et al：The effect of internal fixation lamp on anterior chamber angle width measured by anterior segment optical coherence tomography. Jpn J Ophthalmol, **62**：48-53, 2018.

12) Tornquist R：Angle-closure glaucoma in an eye with a plateau type of iris. Acta Ophthalmol (Copenh), **36**：419-423, 1958.

13) Wand M, Grant WM, Simmons RJ, et al：Plateau iris syndrome. Trans Sect Ophthalmol Am Acad Ophthalmol Otolaryngol, **83**：122-130, 1977.

14) Ritch R, Lowe RF：Angle-Closure Glaucoma：Mechanisims and Epidemiology. The Glaucomaas 3rd ed(Ritch R, Bruce Shields M, ed), pp. 801-820, Mosby, st. Louis, 1996.

15) Pavlin CJ, Ritch R, Foster FS：Ultrasound biomicroscopy in plateau iris syndrome. Am J Ophthalmol, **113**：390-395, 1992.

16) Kumar RS, Baskaran M, Chew PT, et al：Prevalence of plateau iris in primary angle closure suspects an ultrasound biomicroscopy study. Ophthalmology, **115**：430-434, 2008.

17) 酒井　寛：隅角検査. MB OCULI, **9**：15-20, 2013.

MB OCULI. No. 87：45−51, 2020

特集／ここまでできる緑内障診療

緑内障と頭蓋内疾患

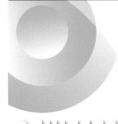

OCULISTA

坂本麻里[*1]　中村　誠[*2]

Key Words： 緑内障(glaucoma)，頭蓋内疾患(intracranial disease)，視野欠損(visual field defect)，視神経萎縮 (optic nerve atrophy)，視神経乳頭陥凹(optic disc cupping)，視神経蒼白(optic disc pallor)

Abstract：視神経乳頭陥凹拡大や視野障害は頭蓋内疾患でもみられることが知られている．頭蓋内疾患における乳頭所見の特徴には，乳頭所見に比して視力・視野障害が強い，局所性よりびまん性の陥凹拡大が多い，蒼白部位が陥凹よりも大きい，乳頭周囲網脈絡膜萎縮や乳頭出血の頻度が少ないこと等が挙げられる．また頭蓋内疾患を疑う視野障害のパターンとしては，耳側の視野障害，視野障害が垂直経線で分かれるもの，中心・傍中心暗点，視野障害と視神経乳頭所見に対応がみられないもの等が挙げられる．そのほか，若年，頭痛・眼窩深部痛・眼球運動障害等の随伴症状，限界フリッカ値の低下や相対的求心路瞳孔障害等があるとき，眼圧コントロール良好にもかかわらず緑内障の進行が早いとき，病状の左右差が大きいときも，頭蓋内疾患の可能性を考える．緑内障診療においては，頭蓋内疾患の可能性を念頭に置いて視神経乳頭や視野の所見を注意深く観察する必要がある．

はじめに

視神経乳頭陥凹拡大や視野障害は緑内障に特徴的な所見であるが，緑内障以外のさまざまな頭蓋内疾患でも見られることが知られている[1)~4)]．眼圧が高く，典型的な視神経乳頭の構造変化と視野障害を認める緑内障症例で診断に迷うことは少ないが，眼圧が正常で乳頭陥凹や視野障害を認める緑内障症例のなかには，頭蓋内疾患との鑑別が必要なケースもある．本稿では，頭蓋内疾患における視神経乳頭所見や視野障害の特徴について概説する．

頭蓋内疾患における視神経乳頭所見の特徴

視神経乳頭陥凹拡大をきたす非緑内障疾患には，頭蓋内腫瘍を含む圧迫性視神経症，視神経乳

[*1] Mari SAKAMOTO, 〒650−0017　神戸市中央区楠町 7-5-2　神戸大学大学院医学研究科外科系講座眼科学分野，助教
[*2] Makoto NAKAMURA, 同，教授

頭炎および球後視神経炎，レーベル遺伝性視神経症，常染色体優性視神経萎縮，感染性視神経症，中毒性視神経症，虚血性視神経症，網膜中心動脈閉塞症，外傷などがある．Bianchi-Marzoli らは，頭蓋内占拠性病変を有する患者と，年齢をマッチさせた正常コントロール群の視神経乳頭を比較し，頭蓋内疾患患者の乳頭陥凹がコントロール群に比べ有意に拡大していることを報告した[3)]．また Greenfield らは，正常眼圧緑内障患者と，頭蓋内占拠病変により視神経乳頭陥凹拡大をきたした患者の視神経乳頭所見を比較し，両者の特徴を報告している[2)]．頭蓋内疾患における視神経乳頭所見には，下記のような特徴が挙げられる．

- 乳頭所見の程度に比して視力・視野障害が強い
- 垂直方向よりもびまん性の陥凹拡大が多く，耳側への拡大もみられる
- 視神経乳頭蒼白部位が陥凹よりも大きい
- 乳頭周囲網脈絡膜萎縮や乳頭出血の頻度は低い

緑内障と非緑内障疾患の視神経乳頭の例を図1に

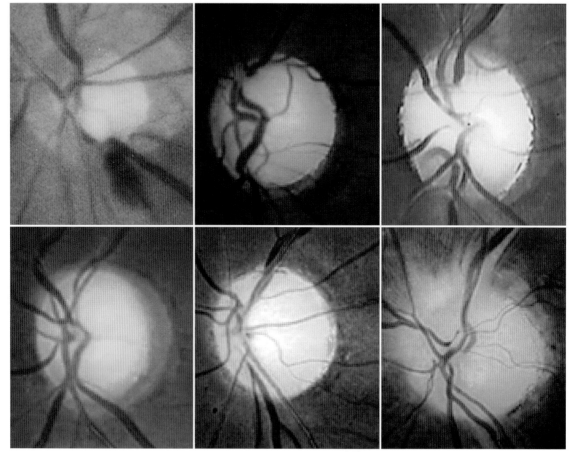

図 1. さまざまな疾患の視神経乳頭所見

a	b	c
d	e	f

　a：正常眼圧緑内障．下方に陥凹拡大と乳頭出血および網膜神経線維束欠損を認める．
　b：進行した開放隅角緑内障．全体に広く深く乳頭陥凹が拡大し，血管は鼻側に偏位している．
　c：下垂体腫瘍．乳頭の耳・鼻側が蒼白化する帯状萎縮を認める．
　d：蝶形骨髄膜腫（症例1）　　　e：視神経脊髄炎　　　f：レーベル遺伝性視神経症
　d〜fでは，いずれも乳頭陥凹よりも蒼白部のほうが大きい．

示す．眼圧が正常で視野異常のある患者では，上記のような特徴を念頭に置いて視神経乳頭を観察し，頭蓋内疾患が疑われる際には，コンピューター断層撮影（computed tomography：CT），磁気共鳴画像（magnetic resonance imaging：MRI），磁気共鳴血管画像（magnetic resonance angiography：MRA）による頭部精査や採血等の検査を進めていく必要がある．

頭蓋内疾患による視野障害の特徴

　緑内障による視野障害は一般的に鼻側から始まり網膜神経線維の走行に沿って進行し，鼻側階段，ブエルム暗点，弓状暗点，鼻側穿破等の特徴的な進行パターンを示すことが多い．緑内障では，

視野障害と視神経乳頭の構造異常は原則対応しており，視野の水平経線の上下で差がみられることが多い．一方，頭蓋内疾患による視野障害は，障害部位によって中心暗点，傍中心暗点，両耳側半盲，同名半盲，水平半盲などさまざまなパターンを取りうる．代表例を図2に示す．頭蓋内疾患を疑う視野障害のポイントとしては，下記のような点が挙げられる．

• 耳側の視野障害
• 視野障害が垂直経線ではっきり分かれるもの
• 中心暗点・傍中心暗点
• 視野障害と視神経乳頭所見（特に陥凹拡大）に対応がみられないもの

　このような所見をみたら，やはり頭蓋内疾患を疑って頭部精査を進める．

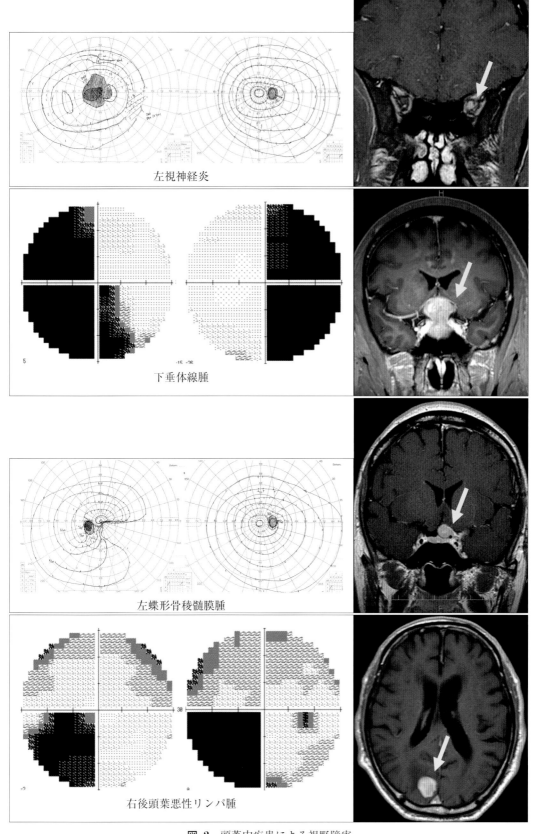

図 2. 頭蓋内疾患による視野障害

a：左視神経炎．ゴールドマン視野計で左に中心暗点を認める．頭部 MRI で左視神経に造影効果がみられる．
b：下垂体線腫．ハンフリー視野計で両耳側半盲を認める．頭部 MRI では視交叉部に巨大な腫瘍を認める．
c：髄膜腫(症例1)．ゴールドマン視野計で左鼻下側に水平半盲を認める．頭部MRIでは左蝶形骨稜に腫瘍を認める．
d：悪性リンパ腫．ハンフリー視野計で左下 1/4 同名半盲を認め，頭部 MRI では右後頭葉に腫瘍がみられる．

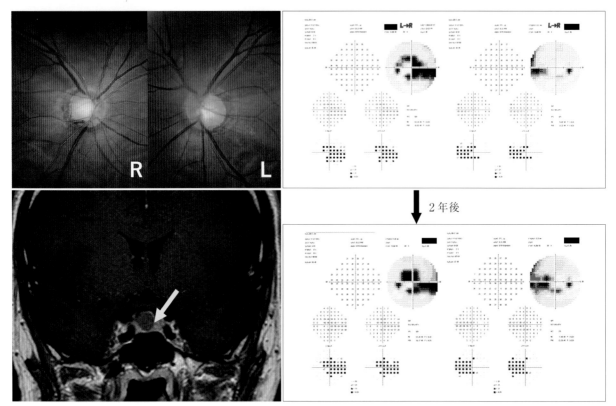

図 3. 症例 2

|a|b|
|c|d|

a：両視神経乳頭は上下に陥凹拡大を認め，網膜神経線維束欠損を認める．右下方には乳頭出血がみられる．
b：ハンフリー視野検査では右眼は鼻側視野障害，左眼は鼻側の視野障害と弓状暗点を認める．
c：頭部造影 MRI では下垂体にラトケ囊胞を認めた．
d：b から 2 年後のハンフリー視野検査．両眼ともに視野障害が進行している．

その他の頭蓋内疾患を疑うポイント

　Greenfield らの報告では，頭蓋内占拠病変により視神経乳頭陥凹拡大を来した患者群は正常眼圧緑内障群に比べ有意に若年であった[2]．前述の視神経乳頭および視野障害の特徴に加え，年齢や，頭痛・眼窩深部痛・眼位異常や眼球運動障害等の随伴症状も頭蓋内疾患を疑うポイントである．また，限界フリッカ値（critical fusion frequency：CFF）の低下や相対的求心路瞳孔障害（relative afferent pupillary defect：RAPD）は進行した緑内障でも時に見られるが，頭蓋内疾患では視力障害や乳頭所見，視野障害が比較的軽度でもこれらを認める場合があり，注意すべきである．また，眼圧が良好にコントロールされているにもかかわらず緑内障の進行が早いときや，左右差が大きいときも，頭蓋内疾患を疑い，頭部精査を検討する．

症例供覧

　実際の症例を供覧する．典型的な緑内障の乳頭所見とそれに対応する視野障害を認める場合や，視野検査で明らかな垂直半盲を呈する場合，診断は比較的容易であるが，緑内障と頭蓋内疾患の合併例や，診断が難しい症例もあり，注意を要する．

　症例 1：40 代，女性．左目の鼻側の見づらさを主訴に眼科受診した．左視力は矯正（1.5）と良好であったが左 CFF の低下を認め，ゴールドマン視野計で左鼻下側に視野狭窄を認めた（図 2-c）．左視神経乳頭には視野異常に対応する構造変化は認めず，頭部 MRI を撮影したところ，腫瘍が見つかった．脳外科で手術施行され左蝶形骨稜髄膜腫（図 2-c）と診断された．その後も残存腫瘍の増大と視力低下を繰り返し，現在までに 3 回脳外科で手術施行されている．初診から 15 年後，左視力は

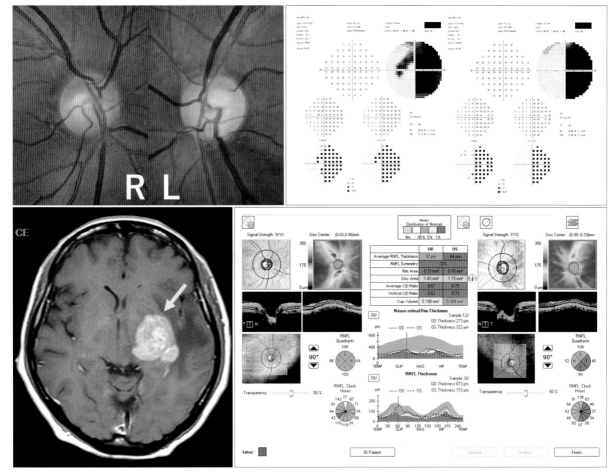

<table>
<tr><td>a</td><td>b</td></tr>
<tr><td>c</td><td>d</td></tr>
</table>

図 4. 症例 3

a：左視神経乳頭下方に notching と網膜神経線維束欠損を認める.
b：ハンフリー視野計では右同名半盲と, 左上方に弓状暗点を認める.
c：頭部造影 MRI では左側頭葉に腫瘍を認める.
d：OCT では左下方と耳側に乳頭周囲網膜神経線維層の菲薄化を認める.

(0.8), 視野は下方水平半盲を呈し, 視神経乳頭は全体に蒼白化し, 蒼白部位が陥凹よりも大きい (図 1-d). 眼圧は初診時より low teen で推移しており, 点眼なしで経過観察を続けている. 本症例のように, 鼻側の視野障害であっても, 視野障害と視神経乳頭所見に乖離が見られるときは注意する必要がある.

症例 2：正常眼圧緑内障で点眼加療中の 40 代, 男性. 眼圧は low teen で安定しているにもかかわらず視野障害が進行するため(図 3-b, d), 念のため頭部 MRI を撮影したところ, 下垂体にラトケ嚢胞が見つかった(図 3-c). この患者の視神経乳頭は左右ともに網膜神経線維束欠損を伴う垂直方向の陥凹拡大を認め, 右眼は乳頭出血もみられた

(図 3-a). 視野障害は鼻側から進行する弓状暗点であり, 乳頭所見と対応していた(図 3-b, d). したがって, この症例の視野障害の進行はやはり正常眼圧緑内障によるものと判断し, 点眼加療を強化した. ラトケ嚢胞は無症候性として脳外科で経過観察されている. 本症例のように, 頭部画像で偶然腫瘍や梗塞巣を認めることがあるが, 乳頭所見や視野障害のパターン等から総合的に判断し, 視野障害の原因を考える必要がある.

症例 3：40 代, 女性. 1 か月前から視野異常と手のしびれを自覚し脳外科を受診, 頭部 MRI で左側頭葉に脳腫瘍を認め(図 4-c), 生検の結果悪性リンパ腫と診断された. 視力は両眼ともに矯正(1.5), 眼圧は右 17 mmHg, 左 15 mmHg であっ

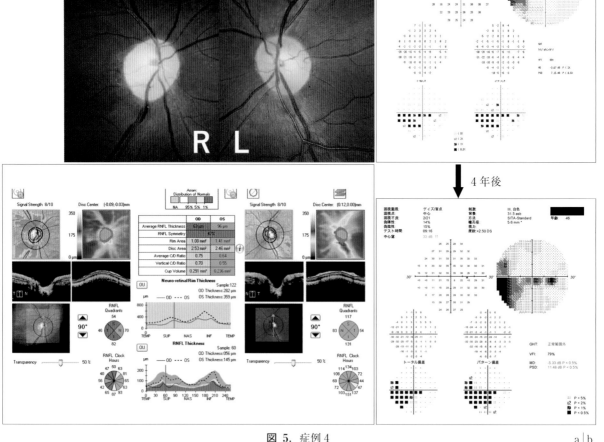

図 5. 症例 4

a：右視神経乳頭は左に比べ陥凹が大きく，陥凹部よりも広い範囲に蒼白化がみられる．
b：初診時の右ハンフリー視野検査．鼻下側に暗点を認める．
c：OCT では右上下および耳側の乳頭周囲網膜神経線維層の菲薄化を認める．
d：初診から 4 年後の右ハンフリー視野．視野障害が進行している．

<table>
<tr><td></td><td>a</td><td>b</td></tr>
<tr><td></td><td>c</td><td>d</td></tr>
</table>

た．視神経乳頭所見は左下方に notching と網膜神経線維束欠損を認め（図 4-a），ハンフリー視野検査では右同名半盲に加え左上方に弓状暗点を認めた（図 4-b）．網膜光干渉断層計（optical coherence tomography：OCT）では，左乳頭周囲網膜神経層は下方と耳側に菲薄化がみられた．隅角は開放隅角で，左眼圧のベースラインは 12 mmHg から 16 mmHg，脳腫瘍と左正常眼圧緑内障の合併と診断した．化学療法を施行され脳腫瘍は寛解し，左眼は緑内障点眼 1 剤を開始し経過観察している．正常眼圧緑内障の有病率は 40 歳以上の人口の 3.6%

と報告されており，本症例のように緑内障と頭蓋内疾患の合併例にもしばしば遭遇する．したがって，頭蓋内疾患症例においても，視神経乳頭をよく観察し，緑内障の合併を見逃さないようにしたい．

症例 4：40 代，男性．右眼の視野全体の見づらさ，霧視を訴え前医受診した．緑内障と診断され，点眼開始されるも自覚症状が進行するため当科紹介受診した．既往歴は高血圧のみで，全身状態に問題はなかった．視力は右（1.0），左（1.5），右 RAPD 陽性であったが，瞳孔不同や眼球運動障害等，その他の神経学的異常は認めなかった．眼圧

は緑内障点眼1剤下で右17 mmHg，左16 mmHg，中心角膜厚は正常範囲で，視野は右鼻側下方に視野欠損を認め（図5-b），左は正常であった．右の視神経乳頭は，左に比べ陥凹拡大を認めるとともに耳側蒼白で，蒼白部が陥凹よりも大きく（図5-a），OCTでは右上下および耳側の乳頭周囲網膜神経線維層の菲薄化を認めた（図5-c）．眼軸は右22.56 mm，左22.26 mmと短く前房は浅いが，隅角は開放隅角で，前眼部OCTでも隅角閉塞の所見はみられなかった．乳頭蒼白やRAPD陽性から頭蓋内疾患を疑い頭部精査したが，頭蓋内に異常はみられなかった．また，血液検査も異常なく，炎症性疾患や感染性の視神経症も否定された．緑内障点眼を継続し眼圧は middle teen で，上昇することはなかったが，右の視野障害は徐々に進行している（図5-d）．初診から4年経過し，再度頭部精査を検討している．本症例のように，緑内障と頭蓋内疾患の鑑別が難しい症例もあり，経時変化をよく観察し，必要に応じて検査を繰り返すことも重要である．

おわりに

緑内障診療において，頭蓋内疾患を疑う際のポイントについて概説した．視神経乳頭所見と視機能障害に乖離がみられるときや，眼圧が良好にコントロールされているにもかかわらず進行が早いとき等，疑問を感じたときは，頭蓋内疾患の可能性を考え頭部精査を行う必要がある．

文　献

1) Fard MA, Moghimi S, Sahraian A, et al：Optic nerve head cupping in glaucomatous and non-glaucomatous optic neuropathy. Br J Ophthalmol, **103**(3)：374-378, 2019.
   Summary　緑内障と非緑内障性視神経症の視神経乳頭をスペクトラルドメインOCTを用いて解析し両者の違いを示した文献．

2) Greenfield DS, Siatkowski RM, Glaser JS, et al：The cupped disc. Who needs neuroimaging? Ophthalmology, **105**(10)：1866-1874, 1998.
   Summary　正常眼圧緑内障における，頭蓋内疾患の合併率を調べた文献．緑内障と圧迫性視神経症の乳頭所見の特徴が示されている．

3) Bianchi-Marzoli S, Rizzo JF 3rd, Brancato R, et al：Quantitative analysis of optic disc cupping in compressive optic neuropathy. Ophthalmology, **102**(3)：436-440, 1995.
   Summary　圧迫性視神経症で視神経乳頭陥凹拡大がみられることを示した文献．

4) Sefi-Yurdakul N：Visual findings as primary manifestations in patients with intracranial tumors. Int J Ophthalmol, **8**(4)：800-803, 2015.
   Summary　頭蓋内腫瘍では，眼科的症状を初発症状として発見されることが，しばしばあることを示した文献．

超アトラス 眼瞼手術

―眼科・形成外科の考えるポイント―

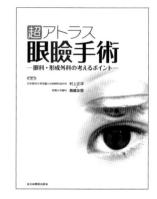

編 集 日本医科大学武蔵小杉病院形成外科　村上正洋
群馬大学眼科　鹿嶋友敬

B5 判／オールカラー／ 258 頁／定価（本体価格 9,800 円＋税）
2014 年 10 月発行

アトラスを超える**超アトラス**！
眼瞼手術の基本・準備から，部位別・疾患別の術式までを
盛り込んだ充実の内容.
786 枚の図を用いたビジュアル的な解説で，実際の手技が
イメージしやすく，眼形成初学者にも熟練者にも必ず役立
つ1冊です！

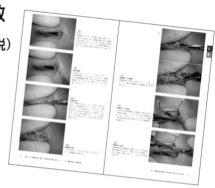

目 次

株式会社 全日本病院出版会

〒113-0033 東京都文京区本郷 3-16-4　Tel:03-5689-5989
www.zenniti.com　　　　　　　　　　Fax:03-5689-8030

MB OCULI. No. 87：53−60, 2020

特集／ここまでできる緑内障診療

緑内障の進行危険因子を知り，治療に活かす

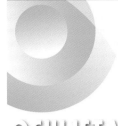

井上俊洋*

Key Words： 緑内障(glaucoma)，進行(progression)，危険因子(risk factor)，病期(clinical stage)，眼圧(intra-ocular pressure)

Abstract： 緑内障診療にあたって目標眼圧の設定に参考にすべき，緑内障の進行にかかわる危険因子について，エビデンスレベルの高い論文を中心にまとめた．取り上げた項目は，進行した病期，高いベースライン眼圧，高い治療後眼圧，大きい眼圧変動，高齢，乳頭出血，薄い角膜，低い角膜ヒステレシス，落屑症候群，低い眼灌流圧，糖尿病，家族歴である．いずれも開放隅角緑内障，特に原発開放隅角緑内障を中心としたエビデンスである．研究のデザインによって，解釈は異なるが，危険因子を有する症例は，目標眼圧を低く設定する必要がある．ただし，目標眼圧は実際の緑内障進行をみながら再設定が必要で，最終的にどこまで介入して目標眼圧を目指すかは症例ごとに決定されるべきである．その判断には，治療のリスクを踏まえたうえで，社会的，精神的，経済的負担も考慮に入れて，総合的な判断が求められる．

はじめに

現時点で，眼圧下降のみがエビデンスに基づいた緑内障治療方法である．では，どこまで眼圧を下降させれば良いのだろうか？ 実際には，適切な目標眼圧は症例によって異なり，必ずしも定まった基準はない．しかしながら，目標眼圧の設定にあたって，参考にすべきものは存在する．それが，緑内障の進行にかかわる危険因子であり，危険因子が存在すれば，それだけ目標眼圧を低く設定することとなる[1]．したがって，緑内障進行にかかわる危険因子を正しく理解し，評価していくことは，緑内障診療に必要不可欠といえる．既報を評価するにあたっては，エベデンスレベルの高い論文，すなわち，無作為化比較対照試験(randomized controlled trial：RCT)に重みが置かれ

るため，RCTのデータを中心に述べる(表1)．

病 期

緑内障診断時，視野障害が進行していることは，失明の最も重要な予後因子である．

Goldmann視野計を用いた視野評価の時代において，Oliverらのコミュニティベース後ろ向き研究では，広義の原発開放隅角緑内障(POAG)，落屑緑内障，もしくは色素緑内障である290人を対象とし，失明に至った群では診断時の視野が進行していたことを示した[2]．同様に，Forsmanらは，Goldmann視野計を用いた視野データから，POAG，落屑緑内障，高眼圧症である106人(連続死亡症例)を対象として単施設後ろ向き研究を行い，失明した群では，診断時に視野が進行していた症例が多いことを示した[3]．ハンフリー視野計の時代となってから，POAG，落屑緑内障，もしくは高眼圧症である186人を対象とした単施設後ろ向き研究にて，Chenは失明した群ではMD値

* Toshihiro INOUE，〒860-8556　熊本市中央区本荘1-1-1　熊本大学大学院生命科学研究部眼科学講座，教授

表 1. 緑内障進行を評価したエビデンスレベルの高い論文

研究の通称	対象病型	主な対象条件	振り分け
EMGT	POAG，EXG	無治療で早期	治療群と無治療群
AGIS	POAG	最大点眼治療で眼圧 18 mmHg 以上	ALT 群と線維柱帯切除群
CIGTS	POAG，EXG，PG	無治療	点眼治療群と線維柱帯切除術群
CNTGS	POAG	無治療時眼圧 24 mmHg 以下	治療群と無治療群
LNPGS	POAG	無治療時眼圧 15 mmHg 以下	なし

ALT：algon laser trabeculoplasty
EXG：exfoliation glaucoma
PG：pigmentary glaucoma
POAG：primary open glaucoma

が低い（-15.2 vs -5.3 dB）ことを示している[4]．POAG と落屑緑内障である 423 人を対象とした，単施設後ろ向き研究では，視野障害ステージごとのリスク因子が 1.80 であったと Peters らは報告している[5]．このステージ分類はハンフリー視野計における MD 値を元に，6 段階に分類したものである．したがって，最も軽いステージ（MD≧0.00 dB）と重いステージ（測定不能）を比較したときのリスク因子を計算すると，18.9 となる．以上のことから，進行した緑内障では，失明に至るリスクが高いため，目標眼圧を低く設定することが推奨されている．

Early manifest glaucoma trial（EMGT）は，ポピュレーションベースの前向き研究にて，44,000 人から，平均眼圧が 30 mmHg 以下の無治療で早期 POAG もしくは落屑緑内障である 255 人が抽出され，治療群と無治療群に無作為に振り分けられた RCT である．この研究では，少なくとも 6 年間（平均 8 年）の経過観察にて，ハンフリー視野計の MD 値が悪いことが，進行の危険因子であった[6]．したがって，早期緑内障の範疇においては，高いエビデンスを持って，視野障害の程度が緑内障進行の危険因子であると言える．実際には，「進行した病期では緑内障性視野障害の進行が早い」ことを全病期を対象として証明することは難しい．なぜなら，進行速度を規定する指標を，全病期にわたって一様に定義し，評価することが困難だからである．例えば，OCT は早期変化の検出に有利だが，後期ではほとんど変化せず，原理上，視野検査より早く底値に達してしまう．ハンフリー視野検査の MD 値の変化割合である MD ス

ロープも，病期によって重みが異なり，全病期の進行の速さを一律に定義することは難しい．実際に，許容可能な最大点眼治療でも眼圧が 18 mmHg 以上である POAG 581 人を対象とした advanced glaucoma intervention study（AGIS）は全病期を対象にして，少なくとも 6 年を前向きに解析した RCT である．ここでいう "advanced" が，後期緑内障の意味ではないことに注意すべきである．この研究では，ベースラインの視野重症度は進行にとって，有意な危険因子とならなかった[7]．また，進行の定義が異なる別の解析手法では，ベースライン視野の良いほうが，その後進みやすいという結果が出ている[8]．これは，感度の高い測定点がたくさん残っているほうが，感度が下がる余地をたくさん残しているため，と解釈するほうが自然であり，臨床において，視野が悪い症例は緑内障進行が遅くなるということとは異なる．後述の CIGTS，CNTGS でもハンフリー視野計で計測した MD 値は有意な因子とならなかった．ともあれ，進行してしまった緑内障症例には，進行の危険因子を複数有した症例の割合が多いはずであるから，目標眼圧を低くすべきであると考える．目標眼圧の目安として，初期例 19 mmHg 以下，中期例 16 mmHg 以下，後期例 14 mmHg 以下が提唱されている[9]．また，無治療時眼圧から，初期例であれば20％下降，中期例であれば30％下降とする基準もある[10]．いずれにしても，これらの基準はあくまで目安であり，目標眼圧は症例ごとに異なるため，下記の危険因子を考慮に入れるとともに，経過をみながら再設定を繰り返す必要がある．

眼　圧

　緑内障進行に対し，高い眼圧は，複数のエビデンスレベルの高い研究で，有意な危険因子である．前述の EMGT では，ベースライン眼圧が高いほど以後の進行リスクが高いことが示された[6]．さらに，経過中の眼圧下降幅も進行に関連し，最初の経過観察日における眼圧 1 mmHg 下降による進行のリスク比は 0.90 と計算された．すなわち，1 mmHg 眼圧が下がるごとに，10％進行のリスクが下がる計算になる．一方で，本研究では，長期の眼圧変動は有意因子とならなかった[11]．しかしながら，前述の AGIS では，ベースライン眼圧は有意な因子ではなく，長期の眼圧変動が有意な因子であった[7]．ここでのベースライン眼圧は，すでに許容可能な最大点眼量が入っており，無治療時眼圧ではないこと，18 mmHg 未満のベースラインの症例は含まれていないことを考慮に入れるべきである．また，治療による眼圧下降効果は，AGIS でも進行と関連していた[12]．Collaborative initial glaucoma treatment study（CIGTS）は，無治療の開放隅角緑内障（約 90％が POAG）607 人が対象となり，点眼治療群と線維柱帯切除群に振り分けられ，8 年の経過観察がなされた RCT である．この解析ではベースライン眼圧（少なくとも 20 mmHg）は有意な因子ではなかったが，介入前に 6 回計測した値の変動は，有意な因子であった[13]．治療後の眼圧は，平均値，変動ともに大きいほど進行が速かった[14]．正常眼圧緑内障（NTG：本スタディでは眼圧 24 mmHg 以下と定義）145 人を対象に治療群（30％眼圧下降）と無治療群に無作為に割り付けた RCT である collaborative normal tension glaucoma study（CNTGS）では，5 年の経過観察において，眼圧下降群のほうが有意に視野進行した症例が少なかった[15]．一方で，無治療時眼圧は，有意な因子ではなかった[16]．EMGT と同様の対象で行われた RCT である United Kingdom glaucoma treatment study（UKGTS）でも，プラセボ群と比較してラタノプ

ロスト群が有意に眼圧を下げ，かつ視野進行を抑制することが証明された[17]．日本で行われた多施設研究，lower normal pressure glaucoma study（LNPGS）では，無治療時眼圧が 15 mmHg 以下である NTG（平均ベースライン眼圧は 12.3 mmHg），90 人を対象として，前向きに 5 年間経過観察を行った．その結果，ベースライン眼圧は有意な因子ではなく，長期の眼圧変動が有意に進行に関連していた[18]．以上のことから，無治療時眼圧は参考にすべきであるが，症例や解析方法によっては，有意な因子とならないことがわかる．特に NTG では，無治療時眼圧では，その後の緑内障進行を予測できない可能性が高い．しかしながら，眼圧下降治療を行うことは，高いエビデンスレベルで緑内障進行を抑えることが証明されており，眼圧変動も小さいほうが望ましいと言えるであろう．

年　齢

　緑内障診断時，高齢であるほど緑内障が進行しやすいことが，いくつかの RCT で示されている．EMGT では，診断時に 68 歳以上の症例は，68 歳未満の症例と比較して，進行のリスクが 51％高いことが示された[6]．AGIS でもベースラインの年齢は有意な危険因子であり，5 歳あたりのリスク比は 1.30 であった[7]．CIGTS においても同様で，診断時の年齢が 10 歳上がるごとに，MD 値が 3 dB 悪くなるリスクが 35％増えた[13]．一方で，CNTGS や LNPGS では，ベースラインの年齢は有意な因子ではなかった[16][18]．したがって，狭義の POAG では，ベースラインの年齢を進行の予測因子として良いが，NTG では当てはまらない可能性が高いと考えられる．これらの結果を臨床にどう活かすかは，実は難しい問題である．というのは，若年者の進行速度が高齢者と比して遅いとしても，若年者の平均的な余命は長いことと，若年者もいずれは高齢者になるであろうということを考え合わせなければならないからである．実際に，緑内障診療ガイドラインでも年齢が低いと，目標眼圧を

低く設定すべきであることが推奨されている[1].若年者では緑内障進行が緩やかであることが普通であるので，進行が速い症例を見つけた場合は，特別な注意を払って診療に当たる必要があることを肝に銘じるべきである.

乳頭出血

乳頭出血が緑内障進行にかかわっていることは，よく知られている．EMGT において，観察期間中の乳頭出血の出現頻度1%あたりのリスク比は1.02であった[19]．これは，乳頭出血が30%の割合で見つかる症例では，全く見つからない症例と比較して，進行リスクが1.8倍高い計算になる．ただし，EMGT においては，乳頭出血の検出を眼底写真で行っておらず，各症例における出現率を過少に見積もっている可能性がある．CNTGS でも乳頭出血は有意であり，ベースラインで乳頭出血が発見された症例の進行リスク比は2.72であった[15]．日本においても，NTG において乳頭出血が緑内障進行にかかわっていることは，後ろ向き研究によって報告されており[20)21)]，前向き研究である LNPGS でも，眼底写真ベースで検出したDH は有意な因子であった[17]．一方で，CIGTS では，乳頭出血を候補因子として解析し，有意な関連を見出せなかったとしている[13]．この報告も，乳頭出血を過小に評価している可能性が否定できないが，本論文では十分に考察されていない．AGIS では乳頭出血は解析されていない．以上のデータより，乳頭出血を見つけたら治療強化を検討するタイミングであり，乳頭出血が頻発する症例では目標眼圧を特に低く設定する必要がある．また，乳頭出血の検出には検眼鏡的な観察に加えて，眼底写真で評価することが望ましい.

角膜所見

角膜が薄いと眼圧を過小評価する可能性があるが，補正した眼圧を考慮しても，角膜厚は眼圧と独立して緑内障病態と関連していると考えられている．角膜厚が薄いことや，角膜ヒステレシスが低いことは，緑内障進行にかかわっていると考えられているが，RCT におけるエビデンスは少ない．EMGT では，ベースライン眼圧が高い群(21mmHg 以上)において中心角膜厚は有意な因子であり，40 μm 薄くなるごとに25%進行リスクが上昇する計算となった[19]．CITGS では角膜厚が候補因子として解析されたが，進行との有意な関連は認められなかった[13]．AGIS，CNTGS では，角膜厚は検討されていない．LNPGS においては，進行群と非進行群の間で中心角膜厚に差はなく(537 vs 536 μm)，Cox 比例ハザードモデルでも有意な因子ではなかった[18]．以上のデータは，中心角膜厚は，高眼圧のPOAG の進行と関連している可能性があるが，NTG では関連が低いことを示唆している．角膜ヒステレシスと緑内障進行を検討したRCT は現時点ではない．しかしながら，いくつかの前向き観察研究が，角膜ヒステレシスが低いと，緑内障が進行しやすいことを示している[22)~25)]．Susanna らの研究では，眼圧コントロールの良好なPOAG，334人を前向きに平均4.3年観察し，中心角膜厚と角膜ヒステレシスのいずれも緑内障進行にかかわっていることを示した[25]．横断的研究であるが，日本人を対象とした研究でも，角膜ヒステレシスと視野進行スピードに関連があることが示されている[26]．角膜ヒステレシスが低い症例では，篩状板が後方に偏位しているとの報告もあり[27]，主に膠原線維や弾性線維が規定する物理学的特性は，ある程度は組織の間でも共通性があり，緑内障進行と関連している可能性があると言える．現時点で，角膜ヒステレシスを計測できる施設は限られると思われるが，その値が低いとわかっている症例には，視野計測の間隔を狭める等，注意して経過観察を行う必要があるであろう.

落屑症候群

臨床現場において，POAG と比較して，落屑緑内障は危険な病型として認識されている．それは，落屑緑内障の眼圧が高く，片眼性の症例も多

いことから，発見時に進行していることが多いことが，その一因であろう[28]．さらに，同程度の眼圧であっても，落屑物質が存在すれば，緑内障である割合が高いことが報告されている[29]．このことは，落屑緑内障は眼圧要因以外にも，進行しやすい要因を有していることを示唆している．摘出眼を原子力間顕微鏡を用いて計測した検討において，落屑症候群の篩状板が正常眼と比較して柔らかいことが報告されており（10.1 vs 17.2 kPa）[30]，このことが，圧に対する脆弱性を説明できるかもしれない．落屑緑内障を対象症例に含む RCT では，EMGT が落屑物質の存在を進行の危険因子として同定しており，そのリスク比は 2.12 である．EMGT では，255 人中 23 人（9.0％）に落屑物質を認めていて，POAG 症例のうち 65％が進行したのに対し，落屑緑内障では実に 96％が進行していた[19]．このなかで，無治療群 118 人を，NTG，狭義 POAG，落屑緑内障に分け，さらに検討したところ，狭義 POAG と落屑緑内障との間に，ベースラインの年齢，眼圧，視野には大きな差がなかったのにもかかわらず，落屑緑内障のほうが有意に進行が早かった[31]．各群での MD スロープは，NTG 群で－0.22，狭義 POAG 群で－0.46，落屑緑内障群で－1.13 dB/年であった．CIGTS では対象の 307 人中 14 人（4.6％）が落屑緑内障であったが，症例数が少ないためか，病型の影響は有意ではなかった[13]．AGIS，CNTGS は，対象として落屑緑内障を含んでいない．以上のことから，落屑症候群は眼圧の面で要注意の病型であるばかりでなく，眼圧と独立した面でも緑内障進行の明らかな危険因子として認識し，目標眼圧を低く設定し，密に経過観察すべき病型であると考える．

血圧と眼灌流圧

　一般的に，独立した器官における灌流圧とは，その動脈圧と静脈圧の差である．眼球においては，静脈圧は眼圧にほぼ等しいことから，「眼灌流圧＝動脈圧－眼圧」で求められる．したがって，血圧と眼圧は，眼灌流圧と関連する因子である．眼

灌流圧が緑内障有病率や発症にかかわることは，多くの論文がある[32]．視神経の血流が，その障害程度に影響を与えることは，それが主たる要因か否かという議論はあるが，理解できるメカニズムである．緑内障の進行に対しては，EMGT において眼灌流圧が有意な因子であるとの結果が出ている[19]．この報告では，収縮期眼灌流圧が 124 mmHg 以下だと，進行のリスク比が 1.42 であった．これに加えて，高眼圧群では心血管疾患が，低眼圧群では収縮期血圧が緑内障進行と関連していた．AGIS では高血圧と血管疾患を解析しているが，最終的に有意な因子ではなかった[7]．CIGTS でも高血圧を候補因子として解析し，進行と関連がなかったと報告している[13]．CNTGS では血圧が候補因子として解析されたが，有意ではなかった[15]．眼灌流圧と緑内障進行の関連をサポートする結果としては，後ろ向き研究ではあるが，平均動脈圧と平均眼灌流圧の変動幅が，NTG の進行群では非進行群より大きかったとの報告がある[33]．一方で，日本人の NTG を対象とした LNPGS では，血圧の関与を示すデータは得られなかった[18]．以上は，眼灌流圧や血圧は緑内障進行に影響を与える可能性のある因子であるが，強い影響を有するとは現時点では言いきれない結果である．これらのエビデンスを臨床でどう用いるかは難しい点がある．なぜなら，灌流圧を規定する一方の因子である血圧は，高い際は多くの場合治療されており，薬剤の影響下にあるからである．血圧が高いほど心血管疾患のリスクも高いことは明らかであるため，緑内障の治療のために血圧を高く設定することは，エビデンスレベルから考えても，通常は提案しにくい．しかしながら，低血圧症例では，目標眼圧を低く設定することを検討しても良いだろう．この場合，その後の緑内障進行のスピードによって，目標眼圧を再度設定することを忘れてはならない．

糖尿病

　糖尿病は，CITGS において緑内障進行に有意に

表 2. 各スタディにおける有意な危険因子

研究の通称	進行した病期	高いベースライン眼圧	高い治療後眼圧	大きい眼圧変動	高 齢	乳頭出血	薄い角膜厚	低い角膜ヒステレシス	落屑症候群	低い眼灌流圧	糖尿病	家族歴
EMGT	yes	yes	yes	no	yes	yes	yes	—	yes	yes	—	—
AGIS	no	no	yes	yes	yes	—	—	—	—	—	no	—
CIGTS	no	no	yes	yes	yes	no	no	—	no	—	yes	no
CNTGS	no	no	yes	—	no	yes	—	—	—	—	no	no
LNPGS	no	no	no	yes	no	yes	no	—	no	no	—	—

関連していた[13]. 本研究では，点眼治療群と線維柱帯切除術群に無作為に分けて緑内障進行を解析しているが，糖尿病の影響は手術治療群で，より大きかった. したがって，糖尿病の存在は線維柱帯切除術の手術成績に影響を与えている可能性がある. 実際に，糖尿病を有する POAG では，そうではない POAG に対して，線維柱帯切除術の成績が悪いという報告がある[34]. EMGT では糖尿病症例が全体の 3.5％であったためか，その影響は解析されていない. AGIS では 21％が糖尿病であり，解析の結果，緑内障進行には有意な因子ではなかった[8]. CNTGS では，糖尿病の割合は 2.5％と低かったが解析が行われ，その影響は有意ではなかった[16]. 糖尿病と緑内障との関連は，近年の大規模な疫学調査でも結果に差があり，結論が出ていない[35]. 動物モデルでは，高血糖が緑内障性視神経症に悪い影響を与えることが証明されているものの[36]，実臨床では血糖値に対する介入が入っていることが多く，糖尿病治療薬の影響も無視できないため，結果が一定しないと考えられる. 実臨床における対応としては，糖尿病があることは必ずチェックしておき，糖尿病のない症例よりも注意して緑内障進行を評価することで良いと考える. ただし，線維柱帯切除術を行った場合は，糖尿病のある POAG では，より早期の術後介入（レーザー切糸術やニードリングなど）によって，濾過胞を積極的に維持することが求められる.

家族歴

緑内障の家族歴は，緑内障発症の危険因子であることが，疫学調査で示されている[37][38]. しかしながら，緑内障進行に対しては，確かなエビデンスがない. CITGS および CNTGS で緑内障の家族歴は候補因子として解析されているが，いずれの研究でも有意ではなかった[13][16]. EMGT，AGIS では，緑内障の家族歴について，解析されていない. したがって，一旦緑内障性視野障害が明らかとなれば，その後の進行は通常の POAG 症例と同様の経過観察で良いかもしれない. しかしながら，緑内障発症の危険因子ではあるので，前視野緑内障の場合は，より早期の介入，より低い目標眼圧が求められると推測される. ただし，エビデンスは乏しいため，個々の裁量に任せられる.

以上，緑内障進行の危険因子について，エビデンスレベルの高い研究結果を中心にまとめた（表2）. ただし，開放隅角緑内障，特に POAG を中心としたエビデンスであり，その他の続発緑内障に対しては，また別の危険因子があるであろう. しかしながら，続発緑内障においても，ここに示した危険因子が視神経の脆弱性に影響を与えるはずであり，治療方針の参考になると推察される. 最後に，設定された目標眼圧が達成できるに越したことはないが，最終的にどこまで介入するかは症例ごとに決定されるべきである. その判断には，治療のリスクを踏まえたうえで，社会的，精神的，経済的負担も考慮に入れて，総合的な判断が求められる. 生涯にわたって進行し，視覚に大きな影響を与える緑内障の治療方針を判断していくことは容易ではないが，本稿が少しでもその参考になれば幸いである.

文 献

1) 谷原秀信，相原　一，稲谷　大ほか：緑内障診療ガイドライン（第 4 版）. 日眼会誌，**122**：5-53,

2018.
Summary 日本緑内障学会によって作成された，緑内障診療の指針.

2）Oliver JE, Hattenhauer MG, Herman D, et al：Blindness and glaucoma：a comparison of patients progressing to blindness from glaucoma with patients maintaining vision. Am J Ophthalmol, **133**：764-772, 2002.

3）Forsman E, Kivelä T, Vesti E：Lifetime visual disability in open-angle glaucoma and ocular hypertension. J Glaucoma, **16**：313-319, 2007.

4）Chen PP：Blindness in patients with treated open-angle glaucoma. Ophthalmology, **110**：726-733, 2003.

5）Peters D, Bengtsson B, Heijl A：Factors associated with lifetime risk of open-angle glaucoma blindness. Acta Ophthalmol, **92**：421-425, 2014.

6）Leske MC, Heijl A, Hussein M, et al：Factors for glaucoma progression and the effect of treatment：the early manifest glaucoma trial. Arch Ophthalmol, **121**：48-56, 2003.

7）Nouri-Mahdavi K, Hoffman D, Coleman AL, et al：Predictive factors for glaucomatous visual field progression in the Advanced Glaucoma Intervention Study. Ophthalmology, **111**：1627-1635, 2004.

8）AGIS Investigators：The Advanced Glaucoma Intervention Study（AGIS）：12. Baseline risk factors for sustained loss of visual field and visual acuity in patients with advanced glaucoma. Am J Ophthalmol, **134**：499-512, 2002.

9）岩田和雄：低眼圧緑内障および原発開放隅角緑内障の病態と視神経障害機構．日眼会誌, **96**：1501-1531，1992.

10）European Glaucoma Society：Terminology and guidelines for glaucoma. 4th ed, SvetPrint d.o.o., Savona, Italy, pp. 136, 2014.

11）Bengtsson B, Leske MC, Hyman L, et al：Fluctuation of intraocular pressure and glaucoma progression in the early manifest glaucoma trial. Ophthalmology, **114**：205-209, 2007.

12）AGIS investigators：The Advanced Glaucoma Intervention Study（AGIS）：7. The relationship between control of intraocular pressure and visual field deterioration. Am J Ophthalmol, **130**：429-440, 2000.

13）Musch DC, Gillespie BW, Lichter PR, et al：Visual field progression in the Collaborative Initial Glaucoma Treatment Study the impact of treatment and other baseline factors. Ophthalmology, **116**：200-207, 2009.

14）Musch DC, Gillespie BW, Niziol LM, et al：Intraocular pressure control and long-term visual field loss in the Collaborative Initial Glaucoma Treatment Study. Ophthalmology, **118**：1766-1773, 2011.

15）Collaborative Normal-Tension Glaucoma Study Group：The effectiveness of intraocular pressure reduction in the treatment of normal-tension glaucoma. Am J Ophthalmol, **126**：498-505, 1998.

16）Drance S, Anderson DR, Schulzer M, et al：Risk factors for progression of visual field abnormalities in normal-tension glaucoma. Am J Ophthalmol, **131**：699-708, 2001.

17）Garway-Heath DF, Crabb DP, Bunce C, et al：Latanoprost for open-angle glaucoma（UKGTS）：a randomised, multicentre, placebo-controlled trial. Lancet, **385**：1295-1304, 2015.

18）Sakata R, Yoshitomi T, Iwase A, et al：Factors associated with progression of Japanese open-angle glaucoma with lower normal intraocular pressure. Ophthalmology, **126**：1107-1116, 2019.
Summary 日本緑内障学会データ解析委員会によってまとめられた，貴重な日本人 NTG の前向きデータ.

19）Leske MC, Heijl A, Hyman L, et al：Predictors of long-term progression in the early manifest glaucoma trial. Ophthalmology, **114**：1965-1972, 2007.

20）Daugeliene L, Yamamoto T, Kitazawa Y：Risk factors for visual field damage progression in normal-tension glaucoma eyes. Graefes Arch Clin Exp Ophthalmol, **237**：105-108, 1999.

21）Ishida K, Yamamoto T, Sugiyama K, et al：Disk hemorrhage is a significantly negative prognostic factor in normal-tension glaucoma. Am J Ophthalmol, **129**：707-714, 2000.

22）Congdon NG, Broman AT, Bandeen-Roche K, et al：Central corneal thickness and corneal hysteresis associated with glaucoma damage. Am J Ophthalmol, **141**：868-875, 2006.

23）De Moraes CV, Hill V, Tello C, et al：Lower corneal hysteresis is associated with more rapid glaucomatous visual field progression. J Glaucoma, **21**：209-213, 2012.

24) Medeiros FA, Meira-Freitas D, Lisboa R, et al：Corneal hysteresis as a risk factor for glaucoma progression：a prospective longitudinal study. Ophthalmology, **120**：1533-1540, 2013.

25) Susanna BN, Ogata NG, Jammal AA, et al：Corneal biomechanics and visual field progression in eyes with seemingly well-controlled intraocular pressure. Ophthalmology, **126**：1640-1646, 2019.

26) Aoki S, Murata H, Matsuura M, et al：The effect of air pulse-driven whole eye motion on the association between corneal hysteresis and glaucomatous visual field progression. Sci Rep, **8**：2969, 2018.

27) Wong BJ, Moghimi S, Zangwill LM, et al：Relationship of corneal hysteresis and anterior lamina cribrosa displacement in glaucoma. Am J Ophthalmol, in press.

28) 布田龍祐：落屑症候群および落屑緑内障の診断と治療. あたらしい眼科, **25**：961-968, 2008.

29) Davanger M, Ringvold A, Blika S：Pseudo-exfoliation, IOP and glaucoma. Acta Ophthalmol (Copenh), **69**：569-573, 1991.

30) Braunsmann C, Hammer CM, Rheinlaender J, et al：Evaluation of lamina cribrosa and peripapillary sclera stiffness in pseudoexfoliation and normal eyes by atomic force microscopy. Invest Ophthalmol Vis Sci, **53**：2960-2967, 2012.

31) Heijl A, Bengtsson B, Hyman L, et al：Natural history of open-angle glaucoma. Ophthalmology, **116**：2271-2276, 2009.

32) Costa VP, Harris A, Anderson D, et al：Ocular perfusion pressure in glaucoma. Acta Ophthalmol, **92**：e252-266, 2014.

33) Sung KR, Lee S, Park SB, et al：Twenty-four hour ocular perfusion pressure fluctuation and risk of normal-tension glaucoma progression. Invest Ophthalmol Vis Sci, **50**：5266-5274, 2009.

34) Law SK, Hosseini H, Saidi E, et al：Long-term outcomes of primary trabeculectomy in diabetic patients with primary open angle glaucoma. Br J Ophthalmol, **97**：561-566, 2013.

35) Costa L, Cunha JP, Amado D, et al：Diabetes mellitus as a risk factor in glaucoma's physiopathology and surgical survival time：a literature review. J Curr Glaucoma Pract, **9**：81-85, 2015.

36) Kanamori A, Nakamura M, Mukuno H, et al：Diabetes has an additive effect on neural apoptosis in rat retina with chronically elevated intraocular pressure. Curr Eye Res, **28**：47-54, 2004.

37) Leske MC, Connell AM, Wu SY, et al：Risk factors for open-angle glaucoma. The Barbados Eye Study. Arch Ophthalmol, **113**：918-924, 1995.

38) Wolfs RC, Klaver CC, Ramrattan RS, et al：Genetic risk of primary open-angle glaucoma. Population-based familial aggregation study. Arch Ophthalmol, **116**：1640-1645, 1998.

MB OCULI. No. 87 : 61 - 70, 2020

特集／ここまでできる緑内障診療

視野・OCTから緑内障進行を見極める

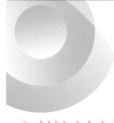

横山　悠*

Key Words : 緑内障進行(progression of glaucoma)，静的自動視野計(standard automated perimetry：SAP)，光干渉断層計(optical coherence tomography：OCT)，イベント解析(event-based analysis)，トレンド解析(trend-based analysis)

Abstract : 患者の視機能予後を見据えた緑内障診療を行うには，早い段階で緑内障の進行を検出し，その都度，治療方針を再考し修正することが重要である．これを実践するためには，緑内障評価機器を上手に活用しなければならない．現在，緑内障による機能障害を評価するには静的自動視野計，構造変化を評価するにはOCTが広く用いられるようになってきている．視野検査においては現在トレンド解析，イベント解析が主体となっており，専用ソフトウェアを使用することで，簡単に解析できるようになってきている．OCTでは視神経乳頭周囲と黄斑部の構造解析が緑内障性視野障害に対応しやすいためよく用いられる．近年ではOCTでも日常診療においてトレンド解析，イベント解析を簡便に利用できる環境となってきた．

　医療者は，これまでの臨床研究の成果を参考にして，緑内障評価機器の解析結果を正しく理解し，緑内障進行を早い段階で正確に行うことが重要である．

はじめに

　我が国における平成27年度の全国調査において障害者手帳の交付を受けた視覚障害者の原因疾患は緑内障が最も多く28.6%で，前回調査21.0%を上回り増加傾向であることが示された．この原因の一つとして我が国が直面する超高齢化社会がある．緑内障は慢性的に進行する不可逆的な視野障害を呈する疾患であるため，加齢とともに有病率も重症度も増していく．今後増えてくる緑内障による失明予防のために，眼科医にかかる責任もこれまで以上に大きくなってくる．

　緑内障の治療原則は，早期に診断し，進行が停止もしくは許容できる進行速度になるまで眼圧下降を行うことである．そのために，速やかに緑内障の診断および進行を見極めるということは，非

常に重要となる．しかし健常者においても視野感度の低下や網膜神経線維層の菲薄化は加齢とともに進行していくことが知られている．そのため眼科医は，十分な眼圧下降治療を行ったうえであるならば，ある程度の緑内障進行は仕方ないと許容するかもしれない．では，どれくらいの進行速度までが許容範囲なのであろうか．

視野から緑内障進行を見極める

　緑内障の治療目的は緑内障による機能障害進行抑制である．そのため緑内障の進行速度から日常生活において支障の出る視野障害レベルに達するかを推定する必要がある(図1)．その時期が，想定される患者の余命内に生じるのであれば，何らかの治療介入が必要ということになる．より若くして発症した緑内障であれば，その分，生存期間が長いことが考えられるため，緑内障に視野が脅かされる期間が長いというようにも解釈できる．

* Yu YOKOYAMA，〒980-8574　仙台市青葉区星陵町1-1　東北大学病院眼科，院内講師

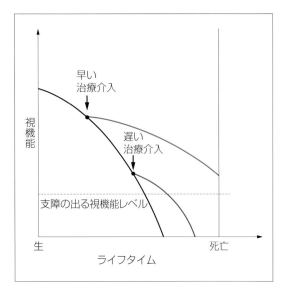

図 1.
緑内障患者の視機能予後と治療介入
早い段階で治療介入することで(青線),患者の
日常生活に支障のない視機能を長期にわたり維
持できる.治療介入が遅いと,生存期間内に日常生
活に支障の出てしまう可能性がでてくる(赤線).

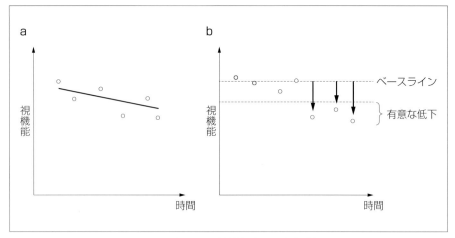

図 2. トレンド解析とイベント解析
a:トレンド解析.経時的な検査結果から回帰分析を行い,解析期間内の進行速度を
　算出し,おおまかな予後予測が可能となる.
b:イベント解析.信頼性のあるベースラインを設定し,経時的な経過観察を行う.
　正常な変動範囲幅よりも逸脱した悪化した検査結果は進行を疑う.連続して逸脱し
　た場合は進行している可能性が高い.

つまり,同程度の眼圧と視野障害であっても若年
者と高齢者では,前者のほうがより病状が重いと
考えなければならない.
　緑内障診療において,残存視野の評価というの
はこれまでの治療効果と今後の予後予測において
非常に重要となる.そのため,より正確に,再現
性がある視野検査が望まれる.現在さまざまなタ
イプの視野計も登場しているが,緑内障性視野障

害の評価において Humphrey 視野計や Octopus
視野計といった静的自動視野計(standard auto-
mated perimetry:SAP)が最も普及している.日
常診療においては,これら SAP による視野障害
の解析手法として,トレンド解析,イベント解析
が主流となっており(図2),さまざまな解析ソフ
トウェアを利用できる環境にある.以下,SAP に
基づく視野障害進行評価について述べていく.

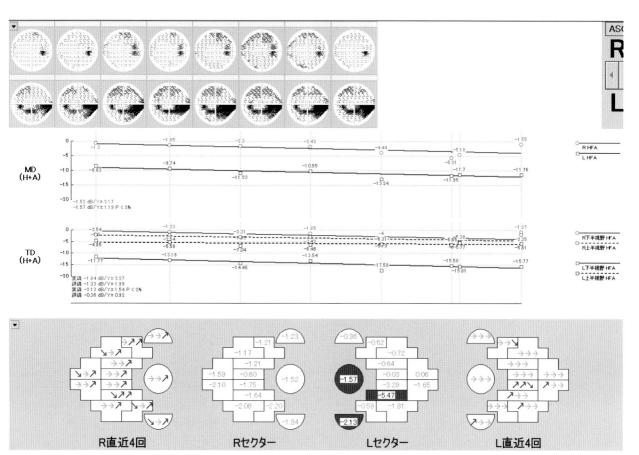

図 3. Hfa Files(Beeline 社)を用いたトレンド解析

MD スロープおよび上下視野の TD スロープの算出と同時にセクタごとの進行解析を行うことが可能である．上段はグレースケール，中段は MD スロープと上下視野の TD スロープ，下段は GHT セクタごとのトレンドを表示したシェーマが表示されている．左眼は進行がみられることがわかる．

下段シェーマ：青色の上矢印：前回値と比較して＋2 DB 以上の上昇
　　　　　　　黄色の横矢印：前回値と比較して－2〜＋2 DB の変化
　　　　　　　赤色の下矢印：前回値と比較して－2 DB 以上の低下

1．視野障害の評価方法

a）トレンド解析

　視野検査を経時的に複数回行うことで，視野障害を反映するパラメータの経時的なトレンドを捉える解析手法である．Humphrey 視野計においては mean deviation(MD)，pattern standard deviation(PSD)，visual field index(VFI)等がトレンド解析に用いられる視野のパラメータである．これまでの臨床研究では MD 値を直線回帰して求められる MD スロープ(dB/年)がよく用いられてきた．トレンド解析の利点は観察期間内のトレンドを知ることで将来的な視野予測も可能であること

である．例えば，ベースラインの MD 値が－10 dB で，MD スロープが－0.5 dB/年であったとすると，MD 値は 10 年で－15 dB，20 年で－20 dB と大まかに予想できる．この予測では患者は 20 年後には，日常生活に支障が出始めている可能性がある．もちろん視野障害の進行は一定ではないうえに早い段階で中心視野障害に及ぶ症例もあり，必ずしも予想通りにはならない．正確な予後予測のためには検査データを積み重ねつつ随時トレンド解析を行い，予測の修正を行う必要がある．

　しかし，視野検査は自覚検査であり，その精度は患者要因に大きな影響を受けるため，検査結果

の変動が大きいことがある．トレンド解析を行うにあたり，信頼性の高い複数回の視野データが求められるが，実際には，患者によってはさまざまな事情で精度の高いデータをそろえることができないケースもある．Chauhan らの研究において，−0.5 dB/年の MD スロープを検出するには，視野検査結果の変動の小さい患者の場合，年2回の検査で 4.5 年，視野検査結果の変動の大きい患者の場合，8.5 年必要と報告されている[1]．このようにトレンド解析は鋭敏な検査とは言いがたい．

効率良く進行を検出するには，網膜神経線維の走行を考慮した視野セクタごとにトレンド解析を行う方法や，検査点ごとにトレンド解析を行う方法もある．例えば視野解析ソフトウェアの一つである Hfa Files（Beeline 社）は上下半視野ごとや GHT セクタごとのトレンド解析を行えるだけでなく，興味のある領域を手動で設定してトレンド解析を行うことも可能である（図3）．また PRGRESSOR（Medisoft 社）は視野検査点ごとの感度に対して回帰分析を行うソフトウェアで，個々の検査点ごとの回帰分析結果を小さな棒グラフとして経時的に出力できる．しかし，検査点ごとに回帰分析を行うと閾値変動幅が大きくなり，感度と特異度を維持するためには多くの検査を必要とする．

b）イベント解析

イベント解析はベースラインとなる視野検査（複数）を設定し，その後のフォローアップの視野検査で正常範囲内と考えられる固体内変動幅を逸脱した場合，視野障害の変化（イベント）が生じたとする解析手法である．その後の検査でも，同様に逸脱していることを確認する必要がある．

どの時点で悪化があったかわかりやすいため大規模研究のエンドポイントとして採用されてきた．このイベント解析を用いた研究では the early manifest glaucoma trial（EMGT）で用いられた glaucoma change probability analysis（GCPA）が有名である．その後 EMGT の基準に基づいて，glaucoma progression analysis（GPA）が開発され，Humphrey 静的自動視野計の解析ソフトウェアに組み込まれている．GPA は進行判定にパターン偏差を採用したことで，トータル偏差を採用した GCPA よりも白内障等のびまん性の視野感度低下の影響を受けにくい．p<5%以上の悪化が，連続する2回の視野検査で出現した検査点を3か所認めた場合「進行の可能性あり」，連続する3回の視野検査で出現した検査点は3か所認めた場合「進行の可能性が高い」と判定する（図4）．

イベント解析では MD スロープと異なり，いつ，どの検査点が進行の可能性があるか，局所的に捉えやすい．デメリットとして進行速度を捉えにくく，予後予測には不向きである．またベースラインの視野検査は精度の良いものが必要であること，治療転換（点眼薬追加，手術療法追加）等の際にはその都度，その時点をベースラインとして新たに設定し直す必要があること等が挙げられる．

c）より早期に視野異常を検出する工夫

視野のトレンド解析もイベント解析も複数回の視野検査必要とするため，どうしても進行判定に時間が必要である．そのため実臨床では治療方針の再考の時期がどうしても遅れがちとなる．視野障害進行を少しでも早く検出するためには，高眼圧の上昇や乳頭出血，視神経乳頭変化等のイベント等が生じた場合や，後述する光干渉断層計（optical coherence tomography：OCT）により進行を疑う視野検査の信頼性が担保できる場合等には積極的に進行を疑う．

また静的視野検査も中心 30°内の測定法だけでなく，測定方法をいろいろ試してみることで早期に視野障害進行を検出できることもある．OCT で黄斑部の障害を認める場合，対応する視野検査点はほとんど 10°内に配置されている．そのため黄斑部の視野障害において，対応する部位に密に検査点が配列された中心 10-2 プログラムのほうが中心 24-2/30-2 プログラムは検出感度が優れている．

眼底対応視野計コーワ AP7700™（興和株式会社）やマイクロペリメーター MP-3（株式会社ニデック）等の構造と機能の対応をみるのに適した

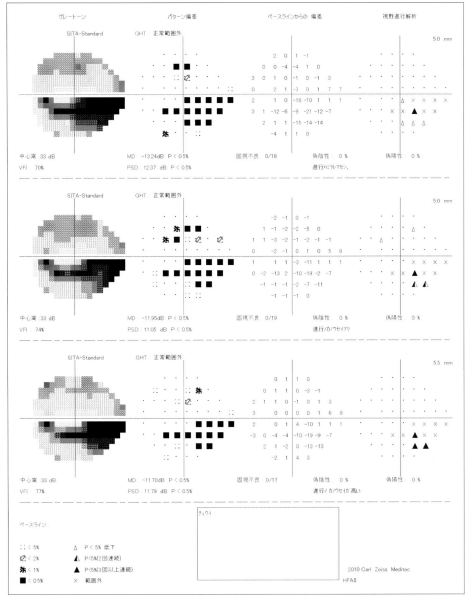

図 4. Glaucoma progression analysis（GPA）を用いた視野障害進行解析
ベースラインの視野と比較して p＜5％の悪化が 2 回連続した検査点には▲，3 回連続した
検査点には▲が表される．下段の視野において 3 点連続した検査点で▲が見られ，進行の
可能性が高い．

特殊な視野検査を有する施設ではこれらを用いて
も良い．測定方法の工夫で視野異常が認めない前
視野緑内障であっても視野障害を検出できること
があり，早期診断という点からも非常に有用であ
る．

2．緑内障性視野障害の自然経過

　緑内障は，治療せず自然経過をみた場合どれく
らいの視野障害進行速度になるのであろうか．表

1 に無治療群を対照とした代表的な緑内障臨床研
究を示す．
　視野異常の出ていない高眼圧症を対象とした
the ocular hypertension treatment study
（OHTS）においては，治療介入前の眼圧が 24～32
mmHg の眼に対して 20％以上かつ 24 mmHg 以下
の眼圧下降を行ったところ，無治療で経過をみた
場合に比べて原発開放隅角緑内障（primary open

表 1. これまで行われてきた大規模緑内障臨床研究（無治療群を対照においた研究）

著者（研究名）	対象と方法	結 果
Kass MA et al, 2002 (The Ocular Hypertension Treatment Study) （文献 2）	1,636 名の高眼圧症（20～80 歳，片眼 24～32 mmHg，もう片眼 21～32 mmHg）. 以下のように割り付け，POAG への移行を解析した. 治療群（20％以上かつ 24 mmHg 以下の眼圧下降）：817 名 無治療群：819 名	60 か月の時点で，POAG 移行の累積確率 無治療群：9.5％ 治療群：4.4％ ハザード比：0.40
Laske MC et al, 2007 (Early Manifest Glaucoma Trial) （文献 4）	初期開放隅角緑内障 255 名（平均 68.1 歳，平均眼圧 20.6 mmHg）の以下に割り付け進行を解析した. 治療群（レーザー線維柱帯形成術＋ベタキサロール点眼）：129 名 対照群（初期治療なし）：126 名	8 年（中央値）の観察期間において視野障害進行率 治療群：59％ 対照群：76％
Heijl A et al, 2009 (Early Manifest Glaucoma Trial) （文献 5）	118 名の初期 OAG（HTG：46 名，NTG：57 名，PEXG：15 名） 無治療期間の MD スロープを算出した	MD スロープは平均－1.08 dB/年，中央値－0.4 dB/年 (HTG：－1.31 dB/年，NTG：－0.36 dB/年 PEXG：－3.13 dB/年)
Collaborative Normal-Tension Glaucoma Study Group, 1998	145 名の NTG 患者．治療群の目標眼圧は 30％の眼圧下降．5 例は目標眼圧に到達しなかった. 対照群：平均 65.5 歳，ベースライン眼圧 16.1 mmHg 治療群：平均 66.3 歳，ベースライン眼圧 16.9 mmHg.	145 例の視野障害進行の生存率 3 年目で治療群 80％，無治療群 60％ 5 年目で治療群 80％，無治療群 40％
Collaborative Normal-Tension Glaucoma Study Group, 2001 （文献 6）	160 眼の NTG（平均年齢 63.6 歳）を対象 無治療期間の MD slope を解析した	平均観察期間 3.8 年で全体の平均 MD スロープ：－0.41 dB/年 進行例の平均 MD スロープ：－0.90 dB/年 非進行例の平均 MD スロープ：－0.14 dB/年
Garway-Heath DP et al, 2015 (The United Kingdom Glaucoma Treatment Study)	516 名の OAG．視野障害悪化について解析した プラセボ群：平均 66 歳，ベースライン眼圧 20.1 mmHg ラタノプロスト群：平均 65 歳，ベースライン眼圧 19.6 mmHg	24 か月で視野障害悪化は プラセボ群：25.6％ ラタノプロスト群：15.2％

angle glaucoma：POAG）に移行した累積確率（5 年）が低かったと報告している（無治療群 9.5％，治療群 4.4％，ハザード比 0.4）[2]．追加の研究において POAG に移行症例の平均 MD スロープは－0.26 dB/年，高眼圧症にとどまった症例の平均 MD スロープは－0.05 dB/年であった[3]．

初期の開放隅角緑内障（open angle glaucoma：OAG）を対象とした EMGT において視野障害進行は初期治療を行わない対照群では 76％，治療群では 59％に認められた[4]．対照群に対して行った追加解析では，MD スロープはそれぞれ high tension glaucoma（HTG）で平均－1.31 dB/年，NTG で平均－0.36 dB/年　落屑緑内障（PEXG）で平均－3.13 dB/年であった[5]．この研究により OAG の自然経過をみた場合，その緑内障病型によって

も進行速度が異なることが示された．NTG の無治療期間での MD スロープの報告は collaborative normal-tension glaucoma study（CNTG）のグループからもなされており（平均－0.41 dB/年程度），EMGT と大きな差異はない[6]．

しかしこれらの数字はあくまでも平均値であることは念頭に置くべきで，そのまま参考にすると落とし穴にはまることもある．EMGT における NTG の MD スロープの標準偏差（standard deviation：SD）は 0.94 であり，これはばらつきもあったことを示している．具体的には，MD スロープの分布が正規分布だとすると約 2/3 の症例が平均±1 SD（－1.30～0.58 dB/年）と比較的広い範囲内に含まれることになる．CNTGS グループの解析においても MD スロープは－0.2 ～－2 dB/年

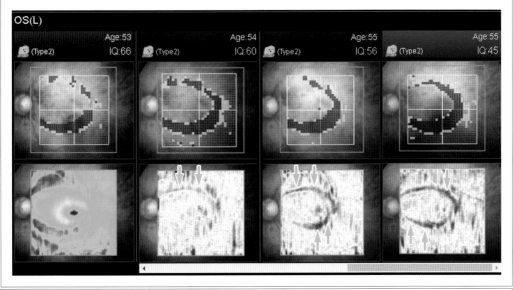

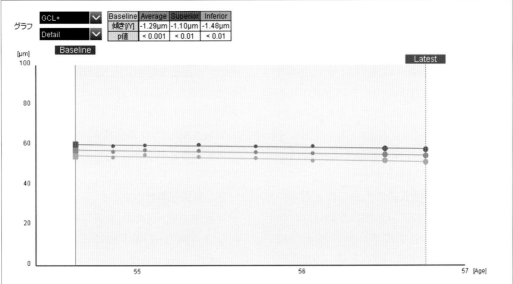

図 5. DRI OCT Triton(株式会社トプコン)を用いた黄斑解析の進行検出
　　 (画像を一部編集)
DRI OCT Triton に内蔵される Imagenet 6(株式会社トプコン)を用いた黄
斑部の解析．図は GCIPL の解析結果を示す．
　　 a：進行が疑われた時の厚みマップ．厚みマップの差分をみると左眼
　　　 RNFL 菲薄部は拡大し，より菲薄化していることが疑われる(緑矢印)．
　　 b：長期的なトレンド解析をみても上下の GCIPL は有意な菲薄化傾向に
　　　 ある．

と進行速度にばらつきがあったことを報告してい
る．NTG という眼圧がさほど高くない緑内障病
型においても，その自然経過の進行速度には差が
あることを示している．

OCT から緑内障進行を見極める

　緑内障の病態は眼圧に依存して生じる網膜神経
節細胞(retinal ganglion cell：RGC)とその軸索の
障害であり，それに伴い機能喪失，つまり視野障
害を生じる．緑内障眼では視野異常がまだ検出で

きない早期の段階から網膜神経節細胞層(ganglion cell layer：GCL)と網膜神経線維層(retinal nerve fiber layer：RNFL)の菲薄化が生じている．そのため微細な網膜構造変化を描出できるOCTによるGCLとRNFL厚の評価が，緑内障の早期診断，早期の進行検出に有用であった．最近では緑内障診断だけではなく緑内障の進行評価を行ううえでも解析ソフトウェアを用いたイベント解析，トレンド解析ができるようになっている(図5)．しかし初期から中期緑内障まで緑内障評価に中心的な役割を果たすことができるが，緑内障末期になると計測値の変化量が乏しくなり(フロアエフェクト)，緑内障の進行検出が難しくなってくるケースがある．また，眼底にOCTの計測に影響を与える病変や構造変化があった場合は，計測の信頼性が損なわれ，OCTに内蔵される正常眼データベースが使用できなくなる等の問題もある．

1．視神経乳頭周囲網膜神経線維層(circum-papillary RNFL)厚の解析

RGCの軸索は視神経乳頭に集約されるため，OCTによる乳頭周囲のRNFL厚の計測は，全網膜からの線維を一括して測定できる．RNFL厚は初期から中期にかけて一定の厚みを持つので測定しやすい．TSNITグラフで視神経乳頭周囲の厚みを俯瞰でき，情報を把握しやすい．視神経乳頭周囲の厚みは上耳側，下耳側でピークとなっていることが多く，緑内障ではこのパターンが崩れてくる．RNFLの微細な変化は左右眼の比較等を行うと気づきやすい．

緑内障眼では視神経乳頭周囲の網膜神経線維層の欠損，菲薄化を生じていくわけであるが，眼科医が進行に早期に気がつくためにはその進展様式を良く理解しておく必要がある．Leungらの報告によると，RNFL欠損の拡大(85.7%)，RNFL欠損の深化(7.1%，RNFL欠損の拡大も併存)，新たなRNFL欠損の出現(17.9%)である[7]．乳頭出血は緑内障の進行のサインでありRNFL欠損部の境界領域に生じることが多い．出血部方向に

RNFLの菲薄化領域が拡大していく可能性があり注意が必要である．

Circumpapillary(cp)RNFL厚の一般的な菲薄化速度は，Hammelらの報告によると正常眼で$-0.48\ \mu m$/年，治療下のOAGで$-0.98\ \mu m$/年であった．さらに彼らは病期別にも報告しており，初期では$-1.07\ \mu m$/年，中期では$-1.02\ \mu m$/年，末期では$-0.62\ \mu m$/年であった[8]．Sungら[9]やWesselら[10]の報告では，視野障害進行を認めた緑内障眼では進行速度はおよそ$-2\ \mu m$/年程度としており，進行を検出するための一つの目安となる．また，Mikiらは緑内障疑い症例(視野異常を認めないが緑内障性視神経症が疑われる，もしくは高眼圧であるが視野異常はみられない症例)を解析し，視野異常をきたした眼では平均$-2.02\ \mu m$/年，きたさなかった眼では$-0.82\ \mu m$/年で菲薄化が進行したと報告した[11]．前視野緑内障においてもRNFLの菲薄化速度から緑内障進行を判定できることが実証され，OCTによる経過観察は欠かせないことがあらためて示された．

2．黄斑部解析

分解能が低いtime domain(TD)-OCTが主流のときはGCLを臨床的に評価することは難しかったが，spectral domain(SD)-OCTが登場すると，撮影速度が上昇し高解像度の画像が得られるようになったことでGCLと内網状層(IPL)の厚みretinal ganglion cell-inner plexiform layer(GCIPL)が定量可能となった．RTVue-100®(Optovue)はRNFL，GCL，IPLの解析プログラムを持った初めてのSD-OCTである．RTVue-100®ではこれら3層をganglion cell complex(GCC)と呼んでいる．現在では各社SD-OCTは，GCCという名前は使っていないが，RNFL，GCL，IPLを解析するプログラムを搭載している．

緑内障における黄斑部解析のメリットの一つは視野異常と障害部位の対応を把握しやすいことである．緑内障は構造と機能障害の対応がとれた疾患であり，この対応がとれない場合，緑内障以外の疾患の疾患の存在を疑わねばならない．また，

もう一つのメリットとして乳頭周囲の RNFL 解析では緑内障が評価困難な例でも解析できることがある．例えば近視眼では TSNIT グラフのピークが鼻側にシフトしており正常眼のデータベースに照らし合わせての評価ができないことがある．その場合，黄斑部の解析が有用となることがある．黄斑部の上下比較を行うことで局所的な RNFL や GCIPL の菲薄化を検出しやすい．黄斑マップの解析では上下比較がわかりづらいときには，乳頭黄斑線維束や中心窩を通る垂直方向の line スキャンを用いて実際の画像をみると，よりはっきりと黄斑部の障害がわかりやすい．

　緑内障眼における黄斑部 RNFL，GCIPL 厚の進行の報告も近年多くなってきている．Inuzuka らの NTG を対象とした黄斑部の解析において黄斑部 RNFL では平均 -0.38 μm/年，黄斑部 GCIPL では平均 -0.62 μm/年であった[12]．この黄斑部解析では cpRNFL と異なり末期においても同様に菲薄化が進行しており，フロアエフェクトを認めなかった．したがって，cpRNFL 厚よりも末期まで進行判定の指標となりうる可能性を持っている．

　Shin らの報告では OAG に対応とした研究で GPA 解析において GCIPL と RNFL の進行判定を行い，その菲薄化速度を調べた[13]．彼らの報告では，初期緑内障で GCIPL は進行眼で平均 -1.05 ± 0.98 μm/年，非進行眼で -0.47 ± 0.54 μm/年であった．中期末期緑内障では進行眼で -0.66 ± 0.30 μm/年，非進行眼で -0.31 ± 0.50 μm/年であり，中期末期においても菲薄化が評価可能であることを示した．

　しかし黄斑解析にもデメリットはある．黄斑部の解析は視野にすると中心 $10+\alpha°$ 程度にしか相当せず，対応領域は狭い．最近ではより広角で解析できるようになっているが，それでもまだ視野全体を解析するには不十分である．また乳頭周囲に比べ，解析範囲が広い分，さまざまな要因によりノイズが入りやすい．黄斑部解析も乳頭周囲の解析と同様，メリットとデメリットのある解析であるため，単独で緑内障を評価するというのでは

なく，2 つの計測方法を用いることで互いに足りない情報を補完しあう検査法として活用することが推奨される．

3．OCT データの信頼性の検証

　OCT は視野よりも客観性に優れるため，検査結果のレポートに記載される結果をそのまま鵜呑みにしがちである．しかし，OCT レポートを見る場合には，初めにその結果は信頼性に値するかを検証することは必須である．

　OCT の測定中心のずれや Z 軸方向のずれ，各層のセグメンテーションエラー等があると，以前のデータと比較することができない．また長期的に OCT 検査を重ねていくとさまざまなイベントが生じ，データが不確実になっていることがある．

　例えば，PVD 等により測定領域の前方に硝子体混濁が生じると計測できなくなりデータにばらつきが生じやすくなることがある．また出血による局所的な網膜の浮腫，後部硝子体や黄斑前膜等による網膜の牽引等により網膜が肥厚して見えてしまうことがある．OCT 解析結果を見る前にデータの信頼性を検証することは習慣づけておきたい．

最後に

　患者に緑内障が進行しているかもしれない，と告げることは医療者にとってもつらいことかもしれない．しかし，進行検出をできるだけ早い時点で行うことが，視機能予後の改善につながる．そのためにも進行検出の努力は惜しんではならない．

文　献

1) Chauhan BC, Garway-Heath DF, Goñi FJ, et al：Practical recommendations for measuring rates of visual field change in glaucoma. Br J Ophthalmol, **92**：569-573, 2008.
　　Summary 視野検査の変動が，進行予測の精度に与える影響を解析した論文.
2) Kass MA, Heuer DK, Higginbotham EJ, et al：The Ocular Hypertension Treatment Study：a randomized trial determines that topical ocular hypotensive medication delays or prevents the onset of primary open-angle glaucoma. Arch

Ophthalmol, **120**：701-713, 2002.

3）Demirel S, De Moraes CG, Gardiner SK, et al： The rate of visual field change in the ocular hypertension treatment study. Invest Ophthalmol Vis Sci, **53**：224-227, 2012.

4）Leske MC, Heijl A, Hyman L, et al：Predictors of long-term progression in the early manifest glaucoma trial. Ophthalmology, **114**：1965-1972, 2007.
Summary EMGT における長期経過を報告した論文で進行予測因子を報告している.

5）Heijl A, Bengtsson B, Hyman L, et al：Natural history of open-angle glaucoma. Ophthalmology, **116**：2271-2276, 2009.
Summary CNTGS グループが NTG を対象にして無治療期間の視野障害進行速度を解析した論文.

6）Anderson DR, Drance SM, Schulzer M：Natural history of normal-tension glaucoma. Ophthalmology, **108**：247-253, 2001.

7）Leung CK, Yu M, Weinreb RN, et al：Retinal nerve fiber layer imaging with spectral-domain optical coherence tomography：patterns of retinal nerve fiber layer progression. Ophthalmology, **119**：1858-1866, 2012.

8）Hammel N, Belghith A, Weinreb RN, et al：Comparing the Rates of Retinal Nerve Fiber Layer and Ganglion Cell-Inner Plexiform Layer Loss in Healthy Eyes and in Glaucoma Eyes. Am J Ophthalmol, **178**：38-50, 2017.

9）Sung KR, Sun JH, Na JH, et al：Progression detection capability of macular thickness in advanced glaucomatous eyes. Ophthalmology, **119**：308-313, 2012.

10）Wessel JM, Horn FK, Tornow RP, et al：Longitudinal analysis of progression in glaucoma using spectral-domain optical coherence tomography. Invest Ophthalmol Vis Sci, **54**：3613-3620, 2013.

11）Miki A, Medeiros FA, Weinreb RN, et al：Rates of retinal nerve fiber layer thinning in glaucoma suspect eyes. Ophthalmology, **121**：1350-1358, 2014.

12）Inuzuka H, Sawada A, Inuzuka M, et al：Thinning rates of retinal nerve layer and ganglion cell-inner plexiform layer in various stages of normal tension glaucoma. Br J Ophthalmol, pii：bjophthalmol-2019-314899.［Epub ahead of print］, 2019.

13）Shin JW, Sung KR, Lee GC, et al：Ganglion Cell-Inner Plexiform Layer Change Detected by Optical Coherence Tomography Indicates Progression in Advanced Glaucoma. Ophthalmology, **124**：1466-1474, 2017.

MB OCULI. No. 87 : 71 − 77, 2020

特集／ここまでできる緑内障診療

緑内障点眼薬の使い方を整理する

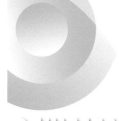

本庄　恵[*1]　相原　一[*2]

Key Words :　配合点眼薬(fixed combination ophthalmic solution)，防腐剤フリー点眼薬(preservative-free ophthalmic solution)，主経路流出促進(increase of conventional outflow)，ROCK 阻害薬(ROCK inhibitor)，EP2 作動薬(EP2 antagonist)，ジェネリック点眼薬(generic ophthalmic solution)

Abstract : 緑内障において眼圧下降は唯一エビデンスのある治療であり，点眼薬による薬物治療が第一選択となっている．現在，第一選択薬として PG 関連薬(FP 受容体作動薬)，β遮断薬，セカンドラインドラッグとして炭酸脱水酵素阻害薬，α_2作動薬，ROCK 阻害薬等が使用可能であり，多剤併用症例においては配合剤の活用が推奨される等，多種多様な点眼薬が組み合わせて使用可能になっている．緑内障薬物治療では進行抑制に必要十分な眼圧下降を得ることが目標となるが，慢性進行疾患で長期加療が必要となる疾患の特徴から，なるべく最小限の点眼数で患者負担を少なくし，副作用回避・アドヒアランスを維持することも同時に重要な目標となる．本稿では近年増えた治療選択肢として，ROCK 阻害薬(リパスジル点眼液)，防腐剤フリー点眼液，配合剤の増加，ジェネリック点眼液，EP2 作動薬(オミデネパグイソプロピル点眼液)等について整理する．

はじめに

　緑内障において眼圧下降は唯一エビデンスのある治療であり，点眼薬による薬物治療が第一選択となっている．点眼薬治療は単剤から始め，目標眼圧を達成できればそのまま継続，達成しないもしくは効果が不十分であれば薬剤変更あるいは他剤追加を行うのが基本であり，緑内障診療ガイドラインでも推奨されている．現在，第一選択薬として PG 関連薬，β遮断薬，セカンドラインドラッグとして炭酸脱水酵素阻害薬，α_2作動薬，ROCK 阻害薬，そして配合剤等，多種多様な点眼薬が組み合わせて使用可能になっている．しかし，選択肢は非常に増えているものの，実臨床では，既存薬で十分な眼圧下降が得られない場合や，副作

用・アドヒアランスの問題等で処方に苦慮する症例も少なくない．本稿ではこういった問題点に対し，実臨床で頻用される各種薬物の眼圧下降や副作用について再度おさらいするほか，近年増えた治療選択肢として，ROCK 阻害薬(リパスジル点眼液)，防腐剤フリー点眼液，配合剤の増加，後発品(ジェネリック)点眼液，EP2 作動薬(オミデネパグイソプロピル点眼液)等について整理し，特に昨年末登場した新薬，EP2 作動薬については特徴や有効性・安全性等を解説する．

緑内障薬物治療

　緑内障治療薬の作用機序としては大きく分けると房水産生抑制，房水流出促進があり，房水流出促進薬はぶどう膜強膜流出路(副流出路)に働くものと線維柱帯流出路(主流出路)に働くものに分けられる(図 1)．現在使用可能な緑内障治療薬は多岐にわたるが，1980 年代に登場した交感神経系房

[*1] Megumi HONJO, 〒113-8655　東京都文京区本郷 7-3-1　東京大学医学部眼科学教室，准教授
[*2] Makoto AIHARA, 同，教授

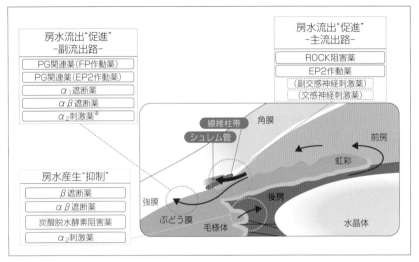

図 1. 眼圧下降薬の作用機序

水産生抑制薬であるβ遮断薬が長らく第一選択薬であったところに，1999 年に我が国でラタノプロストが上市され使用可能となり，以降，副流出路促進薬であるプロスタグランジン（PG）関連薬（FP 作動薬）が現在に至るまで第一選択薬となっている（図 3）．ここに昨年末，第一選択薬として EP2 作動薬が加わった．

　薬物治療は単剤から開始するが，目標眼圧が達成できない場合や進行が抑制できない場合に多剤併用療法を行うことになる．1 剤で 20％以上の眼圧下降が期待できるのは PG 関連薬かβ遮断薬であり，PG 関連薬は後述するように眼局所の副作用が問題になる場合もあるが，安定した眼圧下降を示すことから PG 関連薬から治療開始することが多く，追加薬としてはβ遮断薬や房水産生抑制薬である炭酸脱水酵素阻害薬，房水産生抑制＋副流出路促進による眼圧下降効果を示すα2作動薬，主経路流出促進の ROCK 阻害薬等を選択することになる．異なる作用機序を組み合わせることで効率的な眼圧下降が期待できるが，アドヒアランスの観点から，併用できるボトル数は 3 本程度までと考えられており，また併用薬剤数が増えると副作用が増加することから，薬剤選択は眼圧下降作用と副作用・アドヒアランス維持等のバランスをとる必要がある．

　従来原発開放隅角緑内障の目標眼圧は緑内障病期に応じて，初期例 19 mmHg 以下，中期例 16 mmHg 以下，後期例 14 mmHg 以下というように設定したり，また各種の無作為化比較試験の結果をもとに，20％眼圧下降，30％眼圧下降というように，無治療時眼圧からの眼圧下降率を目標として設定することが推奨されてきた．しかし，近年では個別化医療の選択という考え方が主流となっており，眼圧絶対値だけにこだわらず，病期，無治療時眼圧，年齢，視野進行スピード，そしてその他の危険因子を勘案して，総合的に，しかも経過をみながら再評価・修正を加えつつ設定することが提唱されるようになってきている（図 2）[1]．

　PG 関連薬は全身副作用がなく，強力な眼圧下降を示すため幅広く処方されているが，充血，虹彩，眼瞼色素沈着，睫毛増加，伸長等，多岐にわたる眼周囲の局所副作用を有する．なかでも長期使用で起こる PG-associated periorbitopathy（PAP）：上眼瞼溝深化，眼瞼や虹彩の色素沈着，睫毛の異常成長等，容貌を損なう副作用があるだけでなく，上眼瞼の変化による眼圧や濾過手術成績への影響が指摘され，問題視されるようになっている[2]．こういった副作用はアドヒアランス，ひいては緑内障進行にも影響するため，患者の自覚症状と治療効果のバランスをとる必要がある．

最近の新しい薬物

1．ROCK 阻害薬

ROCK 阻害薬は線維柱帯およびシュレム管等

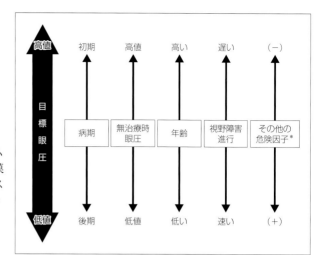

図 2.
眼圧下降治療：目標眼圧設定
＊：家族歴，陥凹乳頭径比が大きい，視神経リム
　　面積が小さい，乳頭出血，乳頭周囲脈絡網膜
　　萎縮β域が大きい，角膜厚が薄い，角膜ヒス
　　テレシスが低い，眼灌流圧が低い，拡張期・
　　収縮期血圧が低い，2型糖尿病，落屑症候群，
　　薬物アドヒアランスが不良

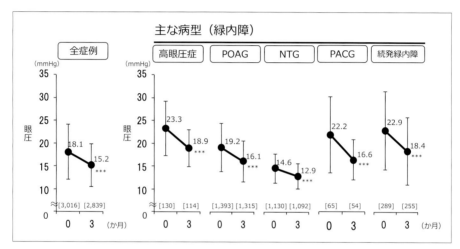

図 3. リパスジル点眼薬の長期使用に関する特定使用成績調査，3か月中間報告に
　　　おける眼圧下降
［　］：症例数，平均±標準偏差
＊＊＊p＜0.001，1標本t検定
POAG：原発開放隅角緑内障，NTG：正常眼圧緑内障，PACG：原発閉塞隅角緑内障
（文献4より）

の主経路の組織に直接作用して房水流出を促進し眼圧下降させる新規機序による緑内障治療薬であり，リパスジル点眼液（グラナテック®点眼液0.4％，興和©）が2014年に世界に先駆けて我が国で上市された．既存の眼圧下降薬と併用して有意な眼圧下降効果が得られること，夜間も昼間も同等に眼圧が下降すること，また，神経保護効果，抗炎症効果，角膜内皮への作用等，眼圧下降以外の効果が報告されており，既存の緑内障治療薬とは異なるプロファイルを示す可能性が注目を集めてきた[3]．
　2019年に報告された特定使用成績調査の結果

では，副作用としては結膜充血が4％と最も多く，加えて眼瞼炎が0.8％の症例で報告されたが，重篤な副作用報告はなかった[4]．有効性の解析（n＝3,016）では追加（73.7％），切り替え（12.8％），新規（10.8％）等処方方法はさまざまであったが，全体として約3mmHgの有意な眼圧下降が得られており，病型ごとの解析では血管新生緑内障を除くほとんどの病型で有意な眼圧下降効果がみられ，特に投与前眼圧の高い高眼圧症やPOAG，また続発緑内障で効果が高い傾向がみられた（図3）．販売開始から5年以上経ち，本邦ではROCK阻害薬は多剤併用療法の一翼を担っており，海外で

も ROCK 阻害薬の臨床応用が開始され，今後さらなる臨床経験の蓄積が期待される薬剤といえる．

2．防腐剤フリー点眼液

緑内障薬物治療では疾患の性質上，長期にわたる毎日の点眼治療が必要となる．近年，緑内障治療薬の選択肢が増え多剤併用症例が多くなっており，検診や OCT 併用による早期診断の増加から治療開始の若年化傾向がみられるが，結果，長期間，複数の薬剤に曝露されることで緑内障患者の眼表面は障害が発生しやすい状況が危惧される．多剤併用症例では半数以上で，緑内障治療薬による眼表面の異常が報告されているが[5]，緑内障治療薬による角膜上皮障害の原因としては主剤の影響と，防腐剤を中心とする添加物の影響がある．特に防腐剤であるベンザルコニウム塩化物（benzalkonium chloride：BAK）は界面活性作用を有し，細胞膜を破壊，細胞増殖抑制，細胞接着低下等の作用を持つため，室温でも長期安定で，広い抗菌作用を有し刺激性が少ない等の利点があるが，同時に多剤併用や点眼回数が多い場合に眼表面への障害性が問題となっている．それに対して，近年では多数の点眼薬で BAK 濃度を減らす傾向にある．また，BAK 非含有製剤として点眼容器にフィルターを内蔵した日本点眼薬研究所[C]の PF 点眼薬（PF デラミ容器[R]）やタプロス[R]ミニ，コソプト[R]ミニ（参天製薬[C]）等のユニットドーズ製剤などボトルを工夫したり，BAK 以外の防腐剤として sofZia[R]，Polyquad[R]，Purite[R]，安息香酸ナトリウム等が使用されている緑内障点眼薬も増えている．

緑内障点眼薬に伴う角膜上皮障害に対する治療の大原則は原因薬剤の中止であるが，眼圧コントロールの必要性から実際には難しいことも多い．最近では防腐剤フリー，減防腐剤点眼液の増加等選択肢が増えたため，軽症の場合，まずは防腐剤フリー点眼液や薬剤毒性の少ない点眼薬への変更を検討する，合剤の利用等で防腐剤の曝露量を減らす等の工夫が可能になっているが，点眼毒性軽減を工夫しても角膜上皮障害がコントロールできない，もしくは目標眼圧が達成できない等の場合は緑内障手術治療の検討等が必要となる．

3．配合剤の増加

点眼ボトル数や点眼回数が増えるとアドヒアランスが低下すること，アドヒアランスの低下が有意に視野障害進行につながることが報告されている[6]．配合剤の利点としては，①点眼ボトル数と点眼回数を増やすことなく，複数種の眼圧下降薬を使用できる，②点眼回数が増えないため防腐剤曝露を抑え，眼表面副作用を軽減できる，③点眼間隔遵守の問題がなく，washout リスクが軽減される等があり，特に多剤併用症例では適切な配合剤の利用を推奨すべきである．これまで使用可能な配合点眼薬は PG 関連薬と β 遮断薬の配合点眼薬（PG/β）が 4 種，炭酸脱水酵素阻害薬と β 遮断薬の配合点眼薬（β/CAI）が 2 種であったが，2019 年 9 月に α_2 作動薬ブリモニジン酒石酸塩とチモロールの配合剤（アイベータ[R] 配合点眼液，千寿製薬[C]）が新たに加わった．一般に配合剤は単剤併用と比べて眼圧下降効果はやや劣るとされるが，点眼遵守や点眼方法の改善が影響するため，実臨床での比較試験では同等か，有意に下降したとする報告が多い．近年，カルテオロール 1 日 1 回点眼のミケラン[R] LA 製剤をベースにしてカルテオロールの持続効果を高めたままラタノプロストを配合した PG/β 配合剤も新たに加わったほか（ミケルナ[R] 点眼液，大塚製薬[C]），後述のようにいくつかの配合剤については後発品が登場し，選択肢が増えている．アイベータ[R] 配合点眼液についてはまだ本邦での使用経験はないが，海外での報告では β/CA 配合点眼薬とほぼ同等の眼圧下降効果が報告されており，今後の本邦臨床での報告が待たれるところである[7]．海外では 2 種のみでなく，3 種の配合剤等も開発されており，配合剤活用によるアドヒアランス維持はますます必須となっていくと考えられる．本邦で現在使用可能な配合剤にはすべて β 遮断薬が含まれているため，副作用のリスクについての十分な配慮は必要だが，アドヒアランス維持は緑内障薬物治療の成否の大きな要因となっているため，患者背景を考慮し，適切な配合

剤にきり変えていくことは有用な手段だと考えられる.

4. 後発品点眼液の増加

2006年の診療報酬改定以降,後発医薬品は先発医薬品と同等の有効性や安全性を有し,医療費削減という観点から使用促進が求められている.緑内障は自覚症状に乏しいため,良好なアドヒアランスを保つためには使い勝手が良く,医療費負担の少ない製剤が望まれる.PG関連薬ラタノプロストについては多数の後発品が発売されており,そのほかβ遮断薬等にも複数の後発品がある.近年,配合剤のPG/β配合剤,β/CAI配合剤の後発品も発売された.後発品の選択については薬剤師にゆだねられるケースも多いが,添加剤や製法の違いから眼内移行性に違いが生じる可能性があるほか[8],容器等の違いから患者の使用感も大きく異なる可能性がある.また,後発品を利用することによる患者の経済的負担の軽減がアドヒアランス改善につながる可能性が指摘されており,米国では先発品PG関連薬をラタノプロスト後発品に変更することで有意なアドヒアランス向上がみられたとの報告がある[9].患者のライフスタイルや薬剤の使用状況等はさまざまであり,点眼薬に求める優先事項も多様であるため,患者個々に適した特性の製剤を選択することが重要であるが,一方で臨床面では後発品に切り替わった場合,眼圧や所見等に変化がないか留意することも大切である.

5. EP2作動薬

上述のように,FP受容体を介した機序と考えられている上眼瞼溝深化は,眼圧測定が困難になることや緑内障濾過手術への影響等が近年問題視され,より安全性の高い薬剤開発が望まれていた.そうしたなか,2018年9月に世界で初めて選択的プロスタノイド受容体EP2作動薬であるオミデネパグイソプロピル点眼液(エイベリス®点眼液0.002%,参天製薬©)が承認され,2018年11月末より使用可能となった.既存のβ遮断薬も含め,ラタノプロストに比する眼圧下降効果を呈し

た薬剤はなかったが,1日1回点眼で初めてラタノプロストとの比較試験で眼圧下降効果が非劣性を示し,第一選択薬として使用できる薬剤である.既存PG関連薬4種はFP受容体作動薬であるが,オミデネパグイソプロピルはプロスタグランジン骨格を有さず,EP2受容体に対する親和性は高いが,FP受容体等その他のプロスタノイド受容体に対する親和性が全くないため,FP作動薬の副作用はないと考えられる一方,後述の特徴的な副作用を有する.

オミデネパグイソプロピルの作用点であるEP2受容体は毛様体筋と線維柱帯に発現が確認されており[10][11],高眼圧モデルサルでの検証から,主としてぶどう膜強膜路,さらに主経路である線維柱帯路からの流出も促進し,デュアルな房水流出促進作用により眼圧下降効果を示すとされる[12].

米国および日本で行われた臨床試験において,原発開放隅角緑内障(以下,POAG),高眼圧症(以下,OH)を対象に行われた第Ⅱ/Ⅲ相試験(AYAME study)の結果,無作為化4週連続点眼試験でオミデネパグイソプロピルの眼圧下降効果はラタノプロストに対して非劣性が検証された[13](図4).第Ⅲ相試験(RENGE study)では,POAG,OHへの長期投与試験で眼圧下降効果の減弱はみられず,52週の時点で,ベースライン高眼圧群で23.4%,さらにチモロール0.5%併用点眼では35.6%の有意な眼圧下降効果,ベースライン低眼圧群でも19.5%の有意な眼圧下降効果が得られ,オミデネパグイソプロピルは,単剤での有意な眼圧下降効果に加えて,β遮断薬と十分な併用効果があると考えられた[13](図5).

エイベリス点眼液の安全性については,日本での第Ⅱ相および第Ⅲ相試験対象の総合解析では107例(40.1%)に副作用が認められ,最も多い副作用は結膜充血22.8%,続いて角膜肥厚6.7%,黄斑浮腫(嚢胞様黄斑浮腫を含む)5.2%となっている[13][14].結膜充血は軽度で持続しないとされるが,チモロール点眼液0.05%との併用で頻度が増加した(42.5%)ので注意を要する.角膜肥厚は平

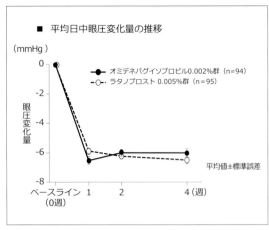

図 4. オミデネパグイソプロピル点眼液 0.002％の
眼圧下降効果（AYAME study）

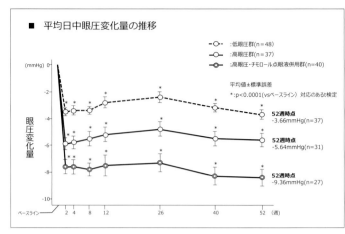

図 5. オミデネパグイソプロピル点眼液 0.002％の
眼圧下降効果（RENGE study）

均 10〜20 μm の中心角膜厚が増加する副作用だが，視力障害もなく，現在のところ機序は不明である[8]．黄斑浮腫は本剤に特徴的な副作用であり，すべて眼内レンズ挿入眼であった．眼内レンズ挿入眼での発現率が 26.9％と高いため，無水晶体眼も含めて投与禁忌となっているので注意が必要である[9]．市販後 6 か月の市販直後調査期間中に眼内レンズ挿入眼への投与 57 例があり，10 例の黄斑浮腫が報告されていることから，「無水晶体眼または眼内レンズ挿入眼の患者」は禁忌であることにつき再度注意が呼びかけられており，誤点眼の防止の観点からも，僚眼が有水晶体眼であっても禁忌となることに留意が必要である[15]．黄斑浮腫に対しては OCT 検査等を併用し注意深く観察すること，生じた場合は点眼の中止，NSAIDs 点眼，ステロイド剤投与等適切に対応することが重要である．また，米国における第Ⅰ/Ⅱ相試験において，現行より高濃度のオミデネパグイソプロピルとタフルプロスト点眼薬を同時投与によって羞明感，眼痛，炎症惹起例が発生したため，タフルプロスト点眼薬との点眼は併用禁忌となった．したがって，禁忌ではないがタフルプロストと同クラスの FP 受容体作動薬であるラタノプロスト，トラボプロスト，ビマトプロストとの併用は基本的に行わないことが望ましい[9]．

オミデネパグイソプロピル 0.002％点眼薬は，1 日 1 回点眼で，初めてラタノプロストに非劣性の優れた眼圧下降効果を有する，日本で開発された世界初の EP2 受容体作動薬である．眼内レンズ挿入眼への投与およびタフルプロストと併用禁忌，したがって他の FP 受容体作動薬と併用も薦めないが，黄斑浮腫や炎症惹起の可能性に注意して適正使用を行えば，FP 受容体作動薬とは異なり眼周囲の副作用がなく，整容面を気にしている患者や，片眼使用患者等に十分適応がある第一選択薬になる薬剤である．今後の臨床経験の蓄積から，明確な有効性や安全性のデータの評価が待たれる．

まとめ

緑内障薬物治療において近年導入された新規治療として，ROCK 阻害薬，EP2 作動薬という本邦発の新規作用機序による眼圧下降薬，アドヒアランス改善や眼表面に留意した治療選択肢として防腐剤フリー点眼液，配合剤の増加，ジェネリック点眼液等をまとめた．慢性疾患で長期治療を要する緑内障において，より良い治療を選択していくために，さらなる臨床経験の積み重ねと安全性，有効性の検証が重要と考えられる．

文 献

1）日本緑内障学会緑内障診療ガイドライン作成委員会：緑内障診療ガイドライン第4版. 日眼会誌, **122**：5-53，2018.
   Summary 緑内障診療の基本，ガイドラインであると同時に治療方針の指針ともなっており，必読の文献.
2）Miki T, Naito T, Fujiwara M, et al：Effects of

pre-surgical administration of prostaglandin analogs on the outcome of trabeculectomy. PLoS One, **12**：e0181550, 2017.

Summary 日本人に多くみられる PG 関連薬の副作用 DUES と濾過手術の手術成績の関連を検討した興味深い文献.

3）Honjo M, Tanihara H：Impact of the clinical use of ROCK inhibitor on the pathogenesis and treatment of glaucoma. Jpn J Ophthalmol, **62**：109-126, 2018.

Summary 本邦発の新規機序緑内障治療薬 ROCK 阻害薬についての総説を記した.

4）Tanihara H, Kakuda T, Sano T, et al：Safety and Efficacy of Ripasudil in Japanese Patients with Glaucoma or Ocular Hypertension： 3-month Interim Analysis of ROCK-J, a Post-Marketing Surveillance Study. Adv Ther, **36**：333-343, 2019.

5）Fukuchi T, Wakai K, Suda K, et al：Incidence, severity and factors related to drug-induced keratoepitheliopathy with glaucoma medications. Clin Ophthalmol, **4**：203-209, 2010.

6）Cheng JW, Cheng SW, Gao LD, et al：Intraocular pressure-lowering effects of commonly used fixed-combination drugs with timolol：a systematic review and meta-analysis. PLoS One, **7**：e45079, 2012.

7）Juzych MS, Randhawa S, Shukairy A, et al：Functional health literacy in patients with glaucoma in urban settings. Arch Ophthalmol, **126**：718-724, 2008.

8）Sekine Y, Shimada M, Satake S, et al：Pharmacokinetic Analysis of Intraocular Penetration of Latanoprost Solutions with Different Preservatives in Human Eyes. J Ocul Pharmacol Ther, **34**：280-286, 2018.

9）Stein JD, Shekhawat N, Talwar N, et al：Impact of the introduction of generic latanoprost on glaucoma medication adherence. Ophthalmology, **122**：738-747, 2015.

10）Reitmair A, Lambrecht NW, Yakubov I, et al：Prostaglandin E2 receptor subtype EP2- and EP4-regulated gene expression profiling in human ciliary smooth muscle cells. Physiol Genomics, **42**：348-360, 2010.

11）Schneemann A, Hoyng PF, Kamphuis W：Effects of elevated pressure on prostanoid receptor gene expression levels in human trabecular meshwork. Ophthalmic Res, **34**：314-318, 2002.

12）Kirihara T, Taniguchi T, Yamamura K, et al：Pharmacologic Characterization of Omidenepag Isopropyl, a Novel Selective EP2 Receptor Agonist, as an Ocular Hypotensive Agent. Invest Ophthalmol Vis Sci, **59**：145-153, 2018.

13）参天製薬株式会社：エイベリス点眼液 0.002％ インタビューフォーム. 2018.

14）参天製薬株式会社：エイベリス点眼液 0.002％ 適正使用ガイド. 2018

15）参天製薬株式会社：エイベリス点眼液 0.002％ 適正使用のお願い. 2019. （日本眼科学会 HP（http://www.nichigan.or.jp/news/m_482.jsp））

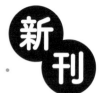

ストレスチェック時代の
睡眠・生活リズム
改善実践マニュアル
―睡眠は健康寿命延伸へのパスポート―

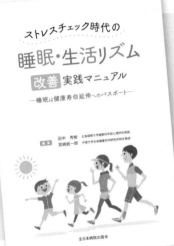

編集　田中　秀樹　広島国際大学健康科学部心理学科教授
　　　宮崎総一郎　中部大学生命健康科学研究所特任教授

2020年5月発行　B5判　168頁　定価（本体価格3,300円＋税）

睡眠に問題のある患者さんに、どのように指導・説明し、生活習慣やストレスを改善するのか？
子どもから高齢者まで誰にでも実践できる
睡眠指導のノウハウをこの一冊に凝縮しました！

本書巻末に実際に使用している資料を掲載！

CONTENTS

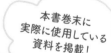
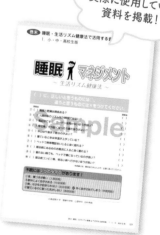

全日本病院出版会　〒113-0033　東京都文京区本郷 3-16-4　Tel：03-5689-5989
www.zenniti.com　　　　　　　　　　　　　　　　　　　Fax：03-5689-8030

MB OCULI. No. 87 : 79-84, 2020

特集／ここまでできる緑内障診療

緑内障早期手術とそのタイミング

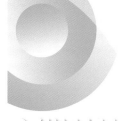

OCULISTA

有村尚悟[*1]　稲谷　大[*2]

Key Words : 極低侵襲緑内障手術(minimally invasive glaucoma surgery : MIGS)，レーザー線維柱帯形成術 (selective laser trabeculoplasty : SLT)，開放隅角緑内障(open angle glaucoma)，高齢化社会 (aging society)，点眼アドヒアランス(eye drop adherence)

Abstract : Minimally invasive glaucoma surgery(MIGS)の普及とともに，緑内障患者に対しても早期手術の適応を意識する傾向が高まっている．長期的な報告が乏しいとはいえ，MIGSは従来の手術の合併症や手技の困難さといった問題点を解決しうる手術として，特に緑内障早期～中期の患者に適応されることが多い．また，近年，点眼療法と比較したレーザー線維柱帯形成術の有用性を示したRCTが報告された．

はじめに

　我が国の平均寿命は2018年度の報告では男性が81.2歳，女性87.3歳であり，平均寿命は上昇傾向である．寿命が上昇することを考えると，現時点では社会的失明を防げる程度の緑内障もこの先は早期に介入する必要性が出てくる．従来，本邦において開放隅角緑内障(open angle glaucoma : OAG)への手術といえば，数年前までトラベクレクトミーとトラベクロトミーの2択であった．近年 minimally invasive glaucoma surgery (MIGS)と呼ばれる低侵襲な緑内障手術が急速に広まるとともに，緑内障患者に対し早期手術を行うケースが増加している．MIGSの利点として，手術時間の短縮，術者間の経験数の違いによる合併症のばらつきの減少，術後の早期回復および入院期間の短縮が挙げられる．トラベクレクトミーもトラベクロトミーも，切開縫合に熟練が必要な

[*1] Shogo ARIMURA，〒910-1193　福井県吉田郡永平寺町松岡下合月 23-3　福井大学医学部眼科学教室，助教
[*2] Masaru INATANI，同，教授

ことから，MIGSのニーズが広まる1つの要因と考えられる．本稿では緑内障早期手術の適応について MIGS について述べるほか，最近，新たに報告された選択的レーザー線維柱帯形成術(SLT)の有効性を示した LiGHT study を紹介する．

LiGHT study

　開放隅角緑内障(OAG)の初期治療は点眼療法が現在のファーストラインだが，SLT が第一選択となりうるか検証した study である．イギリスNIHR Biomedical Research Centre の Gazzardら[1]は，OAG 患者718名を対象に SLT 治療(n＝356)と点眼療法(n＝362)の有効性を比較するRCT を行った．主要アウトカムは，3年後の EQ-5D 評価による健康関連 QOL である．結果としては，両群間に主要アウトカムの有意差はなかった．SLT 群患者の74.2%は点眼療法不要となり，目標眼圧以内の患者が点眼療法群より多く，費用対効果が有意に高かった．OAG に対する点眼療法とレーザー治療を直接比較した初めての RCTであり，レーザー治療の主要アウトカムにおける優位性は証明できなかったが，コストでも簡便さ

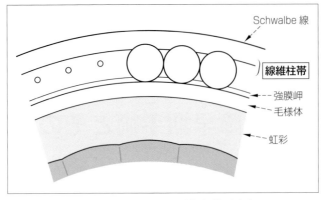

図 1. 選択的レーザー線維柱帯形成術
SLT は線維柱帯の全体を照射

でも高評価をされた.

高齢化に伴い,緑内障患者は緑内障という疾患とこれまでよりも長期間付き合っていくことになる.緑内障は眼科疾患のなかで,特にアドヒアランスを意識した対応が必要な疾患であり,その一方で良好なアドヒアランスを維持するのがきわめて難しい疾患ともいえる.過去には,緑内障点眼アドヒアランスが不良な患者では視野障害が進行する危険性が6倍以上になると報告されている[2].また,1剤から2剤へと点眼本数を増加するとアドヒアランスは低下すると報告されている[3].また,緑内障点眼の問題として,点眼操作の困難さも近年注目されている[4][5].ある報告[6]では,最初の1滴を眼表面に滴下できる場合を点眼成功と定義したとき,緑内障患者では38.5%しか正確に点眼できておらず,高齢になるほど点眼成功率が低下するとしている.これらの点眼にまつわる困難さを加味すると,OAGのファーストラインとしてSLTを施行しても悪くはないように思う.しかしながら,SLTは長期的に効果が減弱するとの報告もある[7].LiGHT studyは3年までの評価を行っており,長期的な成績について報告が待たれる.

レーザー線維柱帯形成術

奏効機序は不明なことが多い.熱凝固により瘢痕形成が生じ,それに伴う周囲組織の収縮で線維柱帯が牽引されることによる間隙の拡大,線維柱帯の細胞分裂増加による細胞外マトリックスの構成成分であるプロテオグリカンの合成変化,房水流出抵抗の変化等さまざまな説がある.適応は原発開放隅角緑内障(POAG),高眼圧症,落屑緑内障,色素緑内障等である.また,人工的無水晶体眼,および偽水晶体眼性の緑内障に対しても有効と考えられている.非適応の症例としては,眼圧が25 mmHg以上の症例,ぶどう膜炎続発緑内障,外傷性緑内障,血管新生緑内障,ステロイド緑内障,発達緑内障,虹彩角膜内皮症候群等は眼圧コントロールが得がたいことが知られている.

1.術前処置

術後の眼圧上昇防止のため,照射の30分〜1時間前には1%アプラクロニジンの点眼を行う.麻酔は点眼麻酔を行う.

2.方 法

コンタクトレンズはGoldmann三面鏡を用いる.光源はアルゴンレーザー,ダイオードレーザーを用いるのが一般的であるが,クリプトンレーザーやNd-YAGレーザーでの施行例もある.照射部位としては,隅角の1/4〜1/2周の線維柱帯に対し均等な間隔で1象限あたり約25発照射する(図1).虹彩根部近くに照射すると,照射部に虹彩前癒着を生じる可能性があるので注意が必要である.アルゴンレーザーを用いた照射条件としては,スポットサイズが50 μm,パワーが400〜800 mW,照射時間は0.1秒程度とする.パワーは照射部位に気泡が出現せず,色素の脱失がみられる程度が良い.また,色素沈着が高度なほど低いエネルギーで十分な照射が得られることが知られているので,色素沈着が多く隅角がやや広い症例が多い.隅角の下半分から施行するのが良い.

3．術後管理

術後1～3時間は眼圧測定を行い，一過性眼圧上昇の有無を確認する．眼圧上昇の有無等，必要に応じて，高浸透圧点滴静注や炭酸脱水素酵素阻害薬内服を行う．術後炎症は自然に消退することが多いが，炎症の程度によりステロイド薬点眼を考慮する．

4．合併症

a）一過性眼圧上昇

レーザー施行時の細破片が線維柱帯に，目詰まりを起こすことや，血液房水柵破綻による炎症反応が眼圧上昇を引き起こすことが知られている．眼圧上昇の多くが数時間で収まる一過性のものであるが，時に50 mmHg以上の高眼圧を引き起こし，視野障害が進行することがある．高度な眼圧上昇がみられた場合には高浸透圧点滴静注や炭酸脱水素酵素阻害薬内服を行う．術後高眼圧防止のため，交感神経α2刺激薬である1%アプラクロニジンあるいはブリモニジンの術前点眼が有効であることが知られ，ほかの眼圧下降点眼は効果が期待できないとされている．

b）虹彩炎

炎症は施行時の照射範囲が大きいほど高度になることが知られている．炎症が遷延すると周辺虹彩前癒着を生じることがある．炎症の程度によって，ステロイド薬の点眼や結膜下注射が必要となる．

c）前房出血

比較的稀な合併症である．通常はレンズでの圧迫により消退する．

d）周辺虹彩前癒着

周辺虹彩前癒着は術後しばしばみられることがある．照射部位が虹彩根部に近い浅前房例では，虹彩根部への誤照射に注意が必要である．

MIGS について

初めに述べたように，近年，緑内障手術において小切開で施行される低侵襲なMIGSという概念が定着してきている．海外では濾過手術や上脈絡

表 1. iStent の挿入本数と眼圧・緑内障点眼本数の変化

iStent 本数	術前からの眼圧変化	緑内障点眼本数の変化
1	−22%	−1.2 剤
2	−30%	−1.45 剤
3	−40%	−1 剤

膜腔に房水を流出させるタイプのものがあるが，我が国で認可されているMIGSはiStentとKahook dual bladeやトラベクロトミーμフックによる流出路再建術である．白内障手術と同時に施行されることが多いが，白内障も緑内障も高齢になるほど頻度が高く同時に手術を施行できるメリットは大きい．従来のトラベクレクトミーやトラベクロトミーでは，手術の侵襲がやや強く，厳密な術後管理を要するため，緑内障患者のなかには手術をためらう人もいるが，先にMIGSを受けた方でもう片眼に手術するとなった際，断る方はほとんど出会ったことがない．このことからも，患者が実際に感じる負担は少ないと思われる．

これまでの緑内障手術ではこのまま経過すると失明が予想される患者に対して，眼圧を下降することにより失明を回避する目的で手術されてきた．MIGSは主に，慢性緩徐に進行するOAGの症例に対して，ある程度眼圧を下降することによって，長期的に経過をみた場合に，視野進行を抑制させる効果を期待するためと，使用している緑内障点眼薬の本数を減らす効果を期待して用いられる．iStentに関して言えば使用基準が軽度から中期の開放隅角緑内障としており，後期の緑内障にはそもそも適応がない．メタ解析の結果[8]，iStent挿入本数を増やすと，眼圧がより下がり，点眼本数も減らせることが知られている（表1）が，我が国では適応がない．μフックを用いたトラベクロトミーについては2016年に報告がある[9]．17例24眼にμLOTを施行し，眼圧は術前25.9±14.3 mmHgが術後半年で14.5±2.9 mmHgに下降したと報告している．また，最終受診時に眼圧が術前より15%以上下降し，18 mmHg以下に維持できた割合は79%であったとしている．平均手術時間は6.2±1.6分と短く，簡便なが

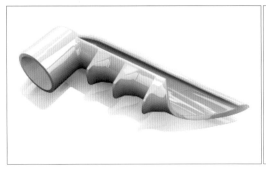
a．本体

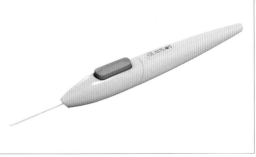
b．インサーター

図 2. iStent 本体とインサーター

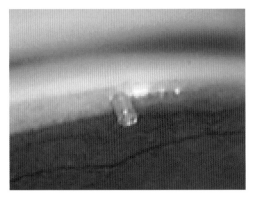

図 3. 挿入後の iStent
線維柱帯に iStent が挿入されている．

ら眼圧下降効果が高い．Kahook dual blade につ
いては，2013 年に使用報告があるが[10]，報告が少
ないのが現状である．Kahook dual blade の使用
によって眼圧は 18.3±3.0 mmHg から 11.0±2.2
mmHg に有意に下降したと報告している．以下に
我が国で認可されている器具を用いた MIGS の手
術方法について簡単に記載する．

iStent と iStent inject

iStent の適応は，眼圧下降薬により治療中の軽
度〜中等度の開放隅角緑内障の成人患者（軽度〜
中等度の開放隅角緑内障とは，緑内障による視野
欠損を有し，静的視野計にて，MD 値が −12 dB
よりも良く，固視点近傍 10° 以内に絶対暗点の無
い症例）である．iStent inject は 2019 年 10 月に我
が国で承認された新しいデバイスである．適応症
例は iStent と同じである．

1．方　法

①通常，水晶体再建術と同時に行われる．角膜
切開で水晶体再建術を行い，眼内レンズ挿入後，
予定している線維柱帯切開部位近くの前房を広げ
るように粘弾性物質を注入する．

②患者の顔を術者の反対方向を向かせるように
約 35° 傾ける．手術用顕微鏡を術野が確保できる
ように手前側に約 35° 傾ける．

③隅角鏡を使用し，線維柱帯を確認する．

④a）iStent の場合（図 2）

角膜切開創を通して，iStent が装着されたイン
サーターを前房内に挿入し，iStent の先端を線維
柱帯内に入れる．iStent がしっかり固定された
ら，インサーターのハンドルのリリースボタンを
押して iStent を切り離す（図 3）．挿入後には逆流
性の出血がみられる．その後インサーターを眼内
から取り出す．

④b）iStent inject の場合（図 4）

角膜切開創を通して，iStent inject が装着され
たインサーターを挿入する．線維柱帯にトロカー
ルを軽く押しつける．インジェクターのリリース
ボタンを押して inject を切り離す（図 5）．挿入後
には逆流性の出血がみられる．その後インサー
ターを眼内から取り出す．

⑤I/A（irrigation/aspiration）で出血と粘弾性物
質を十分除去する．

⑥灌流液による前房形成を行う．必要なら角膜
切開創への hydration を行い手術を終了する．

2．術後管理

術後は従来の水晶体再建術に準じる．まず，抗
菌薬点眼・非ステロイド性抗炎症薬点眼・ステロ

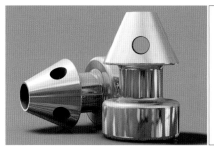
a．本体

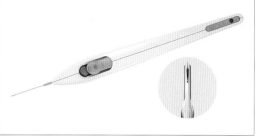
b．インサーター

図 4．iStent inject 本体とインサーター

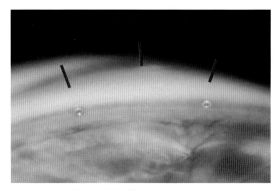

図 5．挿入後の iStent inject
線維柱帯に iStent inject が挿入されている．複数
個挿入する場合は，間隔を最低 2 時間は空ける．

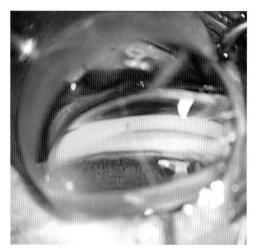

図 6．Kahook dual blade による流出路再建術
線維柱帯を約 120° 切開する．

イド点眼を 1 日 3 回行う．

μ フックと Kahook dual blade

適応は　原発開放隅角緑内障，正常眼圧緑内
障，原発小児緑内障，続発小児緑内障，落屑緑内
障，ステロイド緑内障である．

1．方　法

①通常，水晶体再建術と同時に行われる．角膜
切開で水晶体再建術を行い，眼内レンズ挿入後，
予定している線維柱帯切開部位近くの前房を広げ
るように粘弾性物質を注入する．

②患者の顔を術者の反対方向を向かせるように
35° 傾ける．次に，手術用顕微鏡を術野が確保でき
るように手前に 35° 傾ける．

③隅角鏡を使用し，線維柱帯を確認する．

④前房内に μ フック(例：谷戸氏 ab interno トラ
ベクロトミーマイクロフック：Inami 社)またはブ
レード(例：Kahook Dual Blade：New World
Medical 社)を挿入する．

⑤強膜岬を指標として，線維柱帯を反時計回り
に約 60° 切開する．その後，時計回りに 60° 切開
し，計 120° 程度，線維柱帯を切開する(図 6)．

⑥Schlemm 管から逆流性の出血が生じるので，
出血と粘弾性物質を I/A(irrigation/aspiration)で
十分除去する．

⑦灌流液による前房形成を行う．必要なら角膜
切開創への hydration を行い手術を終了する．

2．術後管理

術後は従来の水晶体再建術に準じる．まず，抗
菌薬点眼・非ステロイド性抗炎症薬点眼・ステロ
イド点眼を 1 日 3 回行う．術中の前房出血はほぼ
必発であるが，翌日までに改善する症例も多い．
出血により，高眼圧が持続している場合は角膜血
染症の可能性があるので前房洗浄を行う．また，
術後に一過性高眼圧がみられることがある．眼圧
の状況に応じて，緑内障治療点眼等で対処する．

まとめ

　LiGHT 試験に焦点を当てた SLT の適応について，また，MIGS について述べてきた．いずれも，低侵襲を謳い文句に使用されるケースが多いと思われるが，長期的な効果は検討されておらず，使用報告も多いとは言えないのが現状である．ただ，現行の緑内障治療の各種問題点を払拭する希望を見出すことができ，緑内障早期手術に明るい未来を照らす可能性に期待したい．

文　献

1) Gazzard G, Kanstantakopoulou E, Garway-Heath D, et al：Selective laser trabeculoplasty versus eye drops for first-line treatment of ocular hypertension and glaucoma(LiGHT)：a multicentre randomised controlled trial. Lancet, **393**：1505-1516, 2019.
　Summary　今後の選択的レーザー線維柱帯形成術の未来を占う論文．
2) Sleath B, Blalock S, Covert D, et al：The relationship between glaucoma medical adherence, eye drop technique, and visual field defect severity. Ophthalmology, **118**：2398-2402, 2011.
　Summary　点眼アドヒアランス・手技と視野進行について報告した論文．
3) Robin AL, Covert D：Does adjunctive glaucoma therapy affect adherence to the initial primary therapy? Ophthalmology, **112**：863-868, 2005.
4) Hennessy AL, Katz J, Covert D, et al：A video study of drop instillation in both glaucoma and retina patients with visual impairment. Am J Ophthalmol, **52**：982-988, 2011.
5) Hennessy AL, Katz J, Covert D, et al：Video-taped evaluation of eye drop instillation in glaucoma patients with visual impairment or moderate to severe visual field loss. Ophthalmology, **117**：2345-2352, 2010.
6) Naito T, Namiguchi K, Yoshikawa K, et al：Factors affecting Eye Drop Instillation in glaucoma patients with visual field defect. PLoS One, **12**：e0185874, 2017.
7) 安達　京：アルゴンレーザートラベクロプラスティー 10 年の成績．日眼会誌，**98**：e374-e378, 1994.
8) Malvankar-Mehta MS, Iordanous Y, Chen YN, et al：iStent with phacoemulsification versus phacoemulsification alone for patients with glaucoma and cataract：A meta-analysis. PLoS One, **10**：e0131770, 2015.
9) Tanito M, Sano I, Ikeda Y, et al：Short-term results of microhook ab interno trabeculotomy, a novel minimally invasive glaucoma surgery in Japanese eyes：initial case series. Acta Ophthalmol, **95**：e354-e360, 2017.
10) Seibold LK, Soohoo JR, Ammar DA, et al：Preclinical investigation of ab interno trabeculectomy using a novel dual-blade device. Am J Ophthalmol, **155**：524-529, 2013.

MB OCULI. No. 87：85－91, 2020

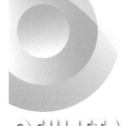

特集／ここまでできる緑内障診療

緑内障患者の白内障手術における注意点

吉水　聡*1　栗本康夫*2

OCULISTA

Key Words：緑内障(glaucoma)，白内障(cataract)，チン小帯脆弱(weakness of zonule)，閉塞隅角(angle closure)，濾過胞(bleb)，線維柱帯切除術(trabeclectomy)

Abstract：白内障手術機器・手術手技の進歩に伴い，現在白内障一般において大多数の症例では安全な手術施行が可能となった．緑内障患者において白内障手術を施行する場合，緑内障性視神経障害への配慮，将来的に線維柱帯切除術が必要な可能性に備えて上方結膜を温存する必要性，緑内障手術既往眼での濾過胞への注意等が必要となる．また散瞳不良・チン小帯脆弱・浅前房・角膜内皮細胞減少等，白内障手術合併症リスクを上げる因子の頻度も多いことが知られている．本稿では緑内障患者における白内障手術施行時にポイントとなる要素について項目別に述べる．

はじめに

　高齢化社会の到来に伴い本邦での白内障手術件数は増加傾向にある．白内障手術機器・手術手技の進歩に伴い大多数の症例では安全な手術施行が可能であるが，緑内障患者の場合，緑内障性視神経障害への配慮，将来的に緑内障手術が必要となる可能性，緑内障手術既往眼での濾過胞への注意等が必要となる．緑内障患者では，散瞳不良・チン小帯脆弱・浅前房・角膜内皮細胞減少等，白内障手術合併症リスクを上げる因子の頻度も多いことが知られている．

　本邦での大規模緑内障疫学調査である多治見スタディでは，40歳以上の緑内障有病率は5％と報告[1]されており，内訳として広義原発開放隅角緑内障が3.9％，原発閉塞隅角緑内障が0.6％，続発緑内障が0.6％となっている．この有病率は年齢とともに増加するため，白内障による視力低下を訴えて受診する年齢層の患者では未指摘の緑内障も併発していることは決して稀ではない．基本的な事柄ではあるが，緑内障が未指摘の可能性を念頭に術前検査で視神経乳頭所見を含む眼底検査による評価が必要である．隅角閉塞のスクリーニングとしての van Herick 法[2]やチン小帯脆弱化，わずかな偽落屑物質(PE)所見等は意識して診察していなければ見落とされたまま手術に臨んでしまう可能性がある．また，一見，原発開放隅角緑内障のようでも隅角鏡検査で炎症を示唆する所見や隅角閉塞所見を認め，正確な緑内障病型が判明することがある．白内障手術の後も継続する緑内障治療の観点からは，白内障手術侵襲によって修飾される前に隅角鏡所見をあらかじめ確認しておくことが望ましい．なお緑内障の病型分類や閉塞隅角の程度の具体的な評価法についてはガイドライン等[3][4]を参照されたい．本稿では緑内障患者における白内障手術施行時にポイントとなる要素について項目別に述べる．

*1 Satoru YOSHIMIZU, 〒650-0047　神戸市中央区港島南町 2-1-8　神戸市立神戸アイセンター病院，副医長
*2 Yasuo KURIMOTO, 同病院，院長

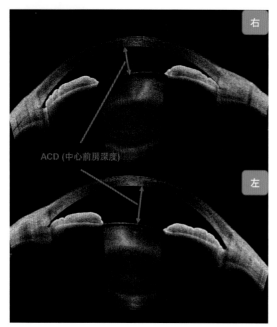

図 1. 中心前房深度に左右差のある症例
中心前房深度（ACD）は右眼 1.58 mm，左眼 2.25
mm と大きな左右差を認め，チン小帯脆弱化をき
たしている可能性が高い.

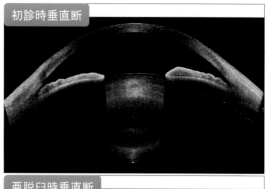

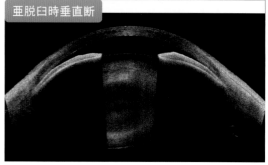

図 2. AS-OCT による水晶体の評価
前眼部光干渉断層計（AS-OCT）を用いると水晶
体の状態を非接触に定量的に評価できる.
本症例は偽落屑物質を認め，経過観察中に水晶
体亜脱臼となった．初診の画像と比べると，著明
な浅前房化と水晶体亜脱臼をきたしたことがわ
かる.

術前管理

　緑内障眼では閉塞隅角，PE 等でのチン小帯脆
弱のリスクも高く，術前診察で評価可能なリスク
はしっかりと把握しておく必要がある．チン小帯
脆弱による水晶体動揺は散瞳するとかえってわか
りにくくなることもあるため，散瞳前にも必ず評
価しておく.

　チン小帯脆弱の傍証として，中心前房深度
（ACD）の左右差を認めることもある（図1）．また
一般に白内障では核硬化に伴い近視化することが
知られているが，細隙灯所見や眼軸長に見合わな
い左右差のある近視（あるいは直近の近視化の進
行）は，チン小帯脆弱に伴う水晶体厚の増加，水晶
体前進等が原因となっている可能性がある.
「（元々閉塞隅角に多い遠視眼の患者で）老視で手
元が裸眼で見えづらくなっていたのに，最近よく
見えるようになって助かります」等の訴えは要注
意サインである.

　水晶体の状態をより詳しく評価する手段とし
て，前眼部光干渉断層計（AS-OCT）や超音波生体
顕微鏡（UBM）が有用である．特に AS-OCT は近

年の深達度の改善に伴い機種によっては水晶体後
面を含めて非接触に短時間で撮像可能となってい
る（図 2）.

　閉塞隅角眼で白内障そのもの，もしくは隅角閉
塞解消目的での水晶体摘出術適応[5]となる場合,
一般に合併症リスクが高く注意せねばならない
が，特に急性閉塞隅角緑内障（APAC）をきたすリ
スクが高い症例[5][6]については，手術予定までの間
に発作を起こしてしまうことは避けねばならな
い．急性閉塞隅角緑内障後，あるいはその僚眼（急
性発作後に僚眼も発作のリスクが高い[7]と知られ
ている）等は，準緊急くらいの心算で手術予定を
立てるほうが良い.

　また，術前の散瞳にも注意が必要である．閉塞
隅角眼では散瞳による瞳孔ブロックの増強[8]のた
め眼圧上昇をきたす症例が存在する．術前散瞳を
開始してから手術開始までの時間が長い場合，執
刀開始時に APAC の状態となっている可能性が

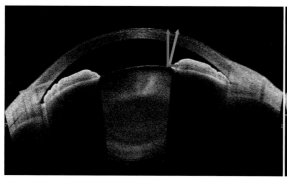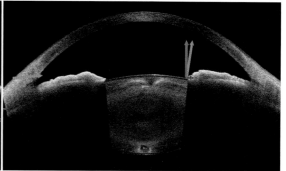

図 3. サイドポート・CCC
閉塞隅角眼(左)ではサイドポート作成時,水平方向にやや角膜より作成しない
と虹彩や水晶体前嚢へ接触しやすくなる.
閉塞隅角眼で水晶体前面曲率半径が強い場合,周辺での前嚢切開操作において
水平方向へのベクトル(赤)が大きくなり,周辺へ流れやすくなる.

ある.閉塞隅角眼では散瞳薬点眼の開始をおおよそ手術1時間前以内となるように調整が望ましい.

サイドポート作成

閉塞隅角眼ではサイドポートを作成する際に不用意にナイフで虹彩や水晶体前嚢を穿刺しないように注意が必要である.

ナイフを立てず,水平寄りに,やや角膜寄りの部位に穿刺するようにする(図3).前房のスペースがタイトな場合,前房にナイフが少し穿孔した時点でそれ以上ナイフを進めず,側方に切り広げるようにサイドポートを作成すると良い.

APAC後等の強い浅前房症例では,片方のサイドポートを作成後,粘弾性物質を注入し前房のスペースを確保してから反対側のサイドポートを作成するほうが安全である.また小瞼裂,deep set eye,プロスタグランジン(PG)関連薬によりプロスタグランジン関連眼周囲症(prostaglandin associated periorbitopathy:PAP)をきたしている症例等では,アングル付のナイフの使用も選択肢である.また濾過胞既往眼では,サイドポートを作成する際に濾過胞を傷つけないようにやや角膜中心寄りに作成するほうが良い.

粘弾性物質

粘弾性物質は術者が使い慣れているものを使用することで特に問題はない.閉塞隅角眼や角膜内皮細胞減少眼ではソフトシェルテクニック[9]の使

用を考慮する.APAC発作中・発作解除後等前房形成が困難と予想される症例ではViscoadaptive型の粘弾性物質(ヒーロンV®)を使用する場合もある.サイドポートからの漏れも少なく前房形成が安定し,前嚢が押さえられて水平になるため連続円形切嚢(continuous curvilinear capsulorrhexis:CCC)を行いやすくなる.一方でハイドロダイセクションの際には創口から余分な粘弾性物質が漏れにくく,内圧上昇のために後嚢が抜けて破嚢しうるため注意が必要である.また手術終了時に十分に粘弾性物質除去を行わないと,容易に激しい眼圧上昇をきたす点にも要注意である.

それでも前房の確保が難しい場合,core vitrectomyにより硝子体圧を低下させると前房形成,CCC作成がスムーズになる.

連続円形切嚢(CCC)

チストトーム,前嚢鑷子等,術者の慣れた方法での前嚢切開を選択するが,特に浅前房・チン小帯脆弱等に注意が必要である.

閉塞隅角眼では前房のスペースが狭いため,チストトームを注射針で作成する際には,根本の角度を立てて先端の曲げを小さくしておくと良い(図4).

散瞳不良眼では虹彩リトラクターや瞳孔括約筋切開等が必要となるが,虹彩処置を施行した場合には術後の炎症増悪や一過性眼圧上昇の可能性に注意が必要である.術者の技量にもよるが,超音

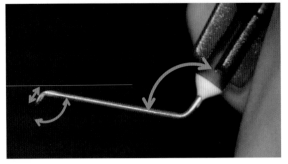

図 4. チストトーム
閉塞隅角眼では前房内のスペースが狭いことから，
チストトームの先端と根本の角度を鋭角よりに，ま
た先端の長さを短めにしたほうが操作性は向上する．

波吸引処理が可能な大きさの CCC が作成できそ
うであれば，なるべく虹彩処置を行わないほうが
ベターである．

　線維柱帯切除術後や続発緑内障では虹彩後癒着
をきたしていることもあり，粘弾性物質での鈍的
剝離や剪刀での切除を試みる．この場合，チン小
帯脆弱を併発しているケースも多く，完全な癒着
除去により前嚢をフリーにせずむしろCCC作成に
支障のない範囲で癒着が解除できれば十分である．

　前嚢切開始時に前嚢に皺がよる，鑷子で把持
しないと切開が継続できない場合，チン小帯脆弱
のサインであるので以後の慎重な操作が必要とな
る．脆弱化の程度が強い場合には，capsule
expander や水晶体嚢拡張リング（capsular ten-
sion ring：CTR）の挿入を考慮する．

　散瞳不良，チン小帯脆弱等のため前嚢切開線の
コントロールが難しい場合もあるが，核処理や術
後の CCC 収縮等の可能性を考えるとなるべく大
きな径で CCC を作成したい．ただし閉塞隅角眼
等では水晶体前面の曲率半径が小さい症例もあ
り，不用意な CCC 操作で周辺に流れないように
注意する（図3）．場合によりヒーロン V® 等で前嚢
をしっかり押さえて水平にすると安全に施行でき
ることもある．

切開創

　超高齢化社会を迎えている本邦では，仮に白内
障手術施行時には緑内障の経過が安定しており薬
物加療で問題ない場合でも，長期的に眼圧コント
ロール不良となり手術が必要となる可能性があ

る．その際に白内障手術創部の結膜瘢痕化を認め
ていると，（将来も線維柱帯切除術がスタンダー
ドな術式であり続ければ）緑内障手術時の濾過胞
形成に影響する可能性がある．したがって緑内障
眼においては，線維柱帯切除術の施行が今後あり
うる前提で白内障手術に臨む必要がある．具体的
には上方の結膜の温存をはかることになるが，結膜
の温存という観点からは角膜切開での切開創作成
が望ましい．強角膜切開においては型通り手術が
施行されていても輪部結膜には瘢痕化をきたして
おり，濾過胞形成へ影響することが知られている．

　切開創作成部位としては，どちらかというと耳
側よりの角膜切開が有利ではある．近年の小切開
手術では以前よりも惹起乱視の影響は小さくなっ
てきているが，無散瞳では瞳孔中心はやや鼻側に
偏位しており，光学中心から輪部までの距離が長
い耳側での切開が惹起乱視の軽減には有利である
（図5）．また上方は結膜侵入を認めることが多い
ため，切開部から灌流液が回り込んで術中に結膜
水腫をきたしやすいこと，それを避けようとする
と中心寄りの切開となりがちなことや，緑内障眼
に多い小瞼裂，deep set eye，PAP 症例で耳側から
操作しやすいことも耳側切開の利点に挙げられる．

　上記を踏まえて術前診察での結膜の状態，角膜
形状解析結果（強主経線や不正乱視等）をみながら
症例に応じて創部作成部位を検討する必要がある．

超音波乳化吸引

　線維柱帯切除術の濾過胞機能を良好に保つため
には，通常の解剖学的構造である，硝子体腔側と

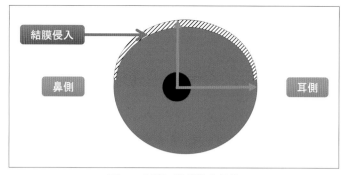

図 5. 角膜切開創作成部位

無散瞳では一般に瞳孔中心はやや鼻側に偏位しており，耳側の
ほうが角膜輪部からの距離が長い．
また上方では結膜侵入を認めることが多く，それを避けて切開
創を作成しようとすると，より瞳孔中心へ近づくことになる．

の隔壁としての水晶体囊，チン小帯が温存されて
いることが望ましい．そのためチン小帯脆弱眼で
は，さらなるチン小帯の状態悪化を招かないよう
な手術操作が求められる．

　ハイドロダイセクションは入念に行い，核分割
や核の回転もゆっくりと確実に行う．視神経乳頭
への負担の影響も踏まえると，低灌流・低吸引設
定で核処理を行うほうがベターである．

　核処理中にチン小帯断裂に気がついた場合，拡
大してくる前に早め早めの対処を考える．Cap-
sule expander や CTR を使用して水晶体囊の挙動
を安定させて核処理まで最低でも終了させ，切開
創を拡大せずに手術が継続できるように努める．
核処理が施行できても皮質吸引の際にチン小帯断
裂が増悪することも多い．通常の I/A ハンドピー
スで吸引する際にチン小帯の動揺が強い場合，バ
イマニュアル I/A ハンドピースを用いて吸引と灌
流を分離し，灌流側を囊内の奥のほうで保持しな
がらゆっくりと皮質を吸引除去するとチン小帯へ
の負担を軽減できる．Capsule expander 併用で核
処理を施行していた場合でも，この段階で CTR
を挿入し皮質吸引を行うことも 1 つの方法であ
る．これらの手術デバイスを用いることで，極力
眼内レンズ縫着・強膜内固定を避けることを目標
とする．

　同様の観点から，破囊しないことも重要なポイ
ントである．囊外固定となった場合，虹彩と眼内
レンズの接触による炎症を惹起しやすい．通常の

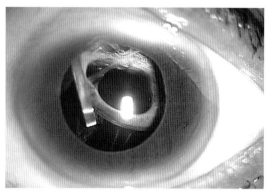

図 6. 眼内レンズの変形

チン小帯が脆弱な場合，術後の水晶体囊の収縮
によって眼内レンズの haptics が弱いと変形する
ことがある．

白内障手術では大きな問題にはならないことも多
いが，線維柱帯切除術の術後一過性浅前房やその
後の濾過胞機能維持には不利となりうる．また破
囊やチン小帯断裂により脱出してきた硝子体が線
維柱帯切除部へ嵌頓すると濾過機能が低下するた
め，十分な前部硝子体郭清のうえで前房に硝子体
嵌頓を残さないように処理する必要がある．

眼内レンズ挿入

　眼内レンズについては角膜切開の惹起乱視の観
点からは，なるべく小切開から挿入可能なレンズ
を選択するほうが望ましい．なおチン小帯脆弱症
例においては柔らかい眼内レンズでは術後の水晶
体囊の収縮に伴い眼内レンズが変形する可能性も
あるため注意が必要である（図 6）．

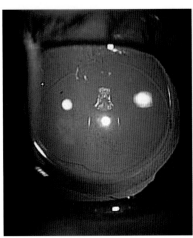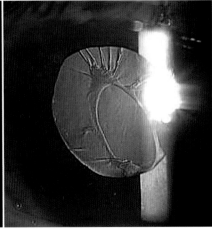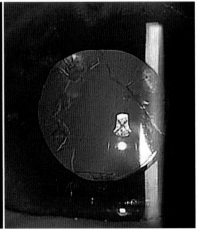

図 7. 前嚢収縮
急性閉塞隅角緑内障に対する白内障術後の前嚢収縮の経過.
術直後の時点でチン小帯脆弱なため前嚢切開がやや楕円形であったが,1 か月ほどで前嚢切開縁
が収縮・変形傾向となったため,YAG レーザーでの減張切開を施行した.

創部閉鎖

術中の眼圧変動を少なくするために,前房虚脱となる時間を極力少なくすることが望ましい.眼内レンズ挿入,粘弾性物質除去後の前房形成において,灌流液によるハイドレーションが hydration using irrigation port(HYUIP)テクニック[10]として報告されている.I/A チップの灌流口を切開創の左右に 5~10 秒押し当て,一度チップを前房内に戻してから一気に引き抜き灌流液を創部に当てて創部を整えると,通常のハイドレーションを必要とせずに前房維持・自己閉鎖される確率が上がる.特別な器具を必要とせずに行える tips の一つとして有用と考えられる.

濾過胞既往眼であれば,濾過胞が機能していると術後眼圧が低く自己閉鎖が弱い可能性,術後に濾過胞維持のために眼球マッサージが必要となる可能性があるため,眼内レンズ挿入後に創部を縫合しておくほうが良い.

術後管理

1.一過性眼圧上昇

一過性眼圧上昇を防ぐために,粘弾性物質をしっかりと除去する.特にヒーロン V® の場合には念入りに除去する必要がある.

術後 24 時間以内の一過性眼圧上昇に注意が必要である.6~10 時間程度での眼圧上昇のピークが訪れる[11]ため,術後 6 時間程度で一度眼圧測定することが望ましいが,日帰り手術の場合や入院手術でも手術時間の関係で眼圧測定が難しい場合には予防的な炭酸脱水酵素阻害薬(ダイアモックス)内服を考慮する.

2.濾過胞機能低下

機能濾過胞では術後炎症による濾過機能低下を防ぐために消炎は強めに,期間も長めとする.濾過胞縮小,眼圧上昇傾向となればニードリング等の処置を考慮する.

3.CCC 収縮

散瞳不良例では CCC 径が小さくなりがちではあるが,チン小帯が脆弱な場合には CCC はすぐに(早ければ 2 週間ほどで)収縮してくる.放置すると瞳孔領に大きくかかり,場合によっては前嚢切開縁が収縮・閉鎖することもある.チン小帯の脆弱化をさらに進行させる要因となるので,収縮傾向を認めた場合には早めに YAG レーザーを使用した前嚢減張切開を行うほうが良い(図 7).

おわりに

緑内障眼における白内障手術の注意点について,項目別に述べた.

重要な点は，緑内障の病態を正しく認識したうえで，白内障手術時の悪影響を最小限に抑えること，将来的な線維柱帯切除術における濾過胞作成への影響を極力抑えることにある．これらのために低侵襲な白内障手術を目指し，各操作を丁寧に行うことが必要である．

文　献

1）Iwase A, Suzuki Y, Kitazawa Y, et al：The Prevalence of Primary Open-Angle Glaucoma in Japanese：The Tajimi Study. Ophthalmol, **111**：1641-1648, 2004.

2）van Herick W, Shaffer RN, Schwartz A：Estimation of Width of Angle of Anterior Chamber. Am J Ophthalmol, **68**：626-629, 1969.

3）日本緑内障学会緑内障診療ガイドライン作成委員会：緑内障診療ガイドライン（第4版）．日眼会誌，**122**：5-55，2018.
　Summary　緑内障診療に関する必要な情報を網羅的に解説しており，非緑内障専門医においても一読が望ましい．

4）Weinreb RN：Angle closure and angle closure glaucoma, Kugler Publications, Amsterdam, pp. 1-20, 2006.

5）栗本康夫：原発閉塞隅角症／緑内障 Clear lens extraction の有用性と安全性．眼科，**60**：219-224，2018.

6）Yoshimizu S, Hirose F, Kurimoto Y, et al：Comparison of pretreatment measurements of anterior segment parameters in eyes with acute and chronic primary angle closure. Jpn J Ophthalmol, **63**：151-157, 2019.

7）Lowe RF：Acute angle-closure glaucoma：The second eye：An analysis of 200 cases. Br J Ophthalmol, **46**：641-650, 1962.

8）Mapstone R：Mechanics of pupil block. Br J Ophthalmol, **52**：19-25, 1968.

9）Arshinoff SA：Dispersive-cohesive viscoelastic soft shell technique. J Cataract Refract Surg, **25**：167-173, 1999.

10）Suzuki H, Masuda Y, Takahashi H, et al：Irrigation port hydration in phacoemulsification surgery. Clin Ophthalmol, **12**：185-190, 2018.

11）栗本康夫：緑内障患者における小切開白内障手術後24時間の眼圧経過．あたらしい眼科，**13**：1915-1919，1996.

形成外科領域雑誌　ペパーズ

PEPARS　大好評増大号

ベーシック&アドバンス
皮弁テクニック

No. **135**　2018 年 3 月増大号

オールカラー　160 頁
定価（本体価格 5,200 円＋税）

編集／長崎大学教授　田中克己

第一線で活躍するエキスパートたちの皮弁術のコツを一挙公開！
明日から使える Tips が盛りだくさんの 1 冊！

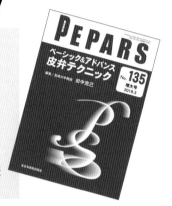

実践！
よくわかる縫合の基本講座

No. **123**　2017 年 3 月増大号

オールカラー　192 頁
定価（本体価格 5,200 円＋税）

編集／東京医科大学兼任教授　菅又　章

形成外科の基本の "キ"。
外科医に必要な "きれいな" 縫合のコツをエキスパート執筆陣が伝授！

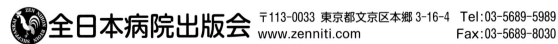

全日本病院出版会　〒113-0033　東京都文京区本郷 3-16-4　Tel:03-5689-5989
www.zenniti.com　Fax:03-5689-8030

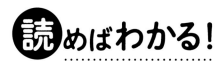
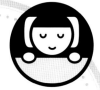

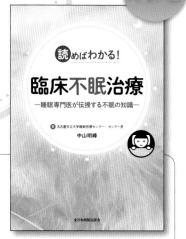
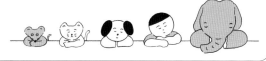
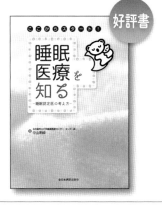
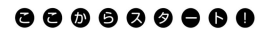
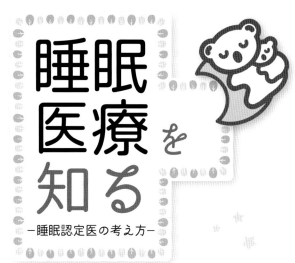
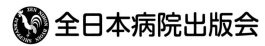

FAX による注文・住所変更届け

改定：2015 年 1 月

　毎度ご購読いただきましてありがとうございます．

　読者の皆様方に小社の本をより確実にお届けさせていただくために，FAX でのご注文・住所変更届けを受けつけております．この機会に是非ご利用ください．

◇ご利用方法

　FAX 専用注文書・住所変更届けは，そのまま切り離して FAX 用紙としてご利用ください．また，注文の場合手続き終了後，ご購入商品と郵便振替用紙を同封してお送りいたします．**代金が 5,000 円をこえる場合，代金引換便とさせて頂きます．** その他，申し込み・変更届けの方法は電話，郵便はがきも同様です．

◇代金引換について

　本の代金が 5,000 円をこえる場合，代金引換とさせて頂きます．配達員が商品をお届けした際に，現金またはクレジットカード・デビットカードにて代金を配達員にお支払い下さい(本の代金＋消費税＋送料)．(※年間定期購読と同時に 5,000 円をこえるご注文を頂いた場合は代金引換とはなりません．郵便振替用紙を同封して発送いたします．代金後払いという形になります．送料は定期購読を含むご注文の場合は頂きません)

◇年間定期購読のお申し込みについて

　年間定期購読は，1 年分を前金で頂いておりますため，代金引換とはなりません．郵便振替用紙を本と同封または別送いたします．送料無料，また何月号からでもお申込み頂けます．

　毎年末，次年度定期購読のご案内をお送りいたしますので，定期購読更新のお手間が非常に少なく済みます．

◇住所変更届けについて

　年間購読をお申し込みされております方は，その期間中お届け先が変更します際，必ずご連絡下さいますようよろしくお願い致します．

◇取消，変更について

　取消，変更につきましては，お早めに FAX，お電話でお知らせ下さい．

　返品は，原則として受けつけておりませんが，返品の場合の郵送料はお客様負担とさせていただきます．その際は必ず小社へご連絡ください．

◇ご送本について

　ご送本につきましては，ご注文がありましてから約 1 週間前後とみていただきたいと思います．お急ぎの方は，ご注文の際にその旨をご記入ください．至急送らせていただきます．2〜3 日でお手元に届くように手配いたします．

◇個人情報の利用目的

　お客様から収集させていただいた個人情報，ご注文情報は本サービスを提供する目的(本の発送，ご注文内容の確認，問い合わせに対しての回答等)以外には利用することはございません．

　その他，ご不明な点は小社までご連絡ください．

株式会社　全日本病院出版会　　〒113-0033 東京都文京区本郷 3-16-4-7F
電話 03(5689)5989　FAX03(5689)8030　郵便振替口座 00160-9-58753

FAX 専用注文書　　年　月　日

○印	MB　OCULISTA 5 周年記念書籍	定価(税込10%)	冊数
	すぐに役立つ眼科日常診療のポイント―私はこうしている―	10,450 円	

(本書籍は定期購読には含まれておりません)

○印	MB　OCULISTA	定価(税込10%)	冊数
	2020 年 1 月～12 月定期購読(No. 82～93：計 12 冊)(送料弊社負担)	41,800 円	
	No. 86　眼科におけるリスクマネジメントのポイント	3,300 円	
	No. 85　よくわかる屈折矯正手術	3,300 円	
	No. 84　眼科鑑別診断の勘どころ　増大号	5,500 円	
	No. 83　知らずにすまない神経眼科疾患！	3,300 円	
	No. 82　眼科手術の適応を考える	3,300 円	
	No. 81　おさえておきたい新しい前眼部検査	3,300 円	
	No. 80　令和の白内障手術	3,300 円	
	No. 79　眼科医のための皮膚疾患アトラス	3,300 円	
	No. 72　Brush up 眼感染症―診断と治療の温故知新―　増大号	5,500 円	
	No. 60　進化する OCT 活用術―基礎から最新まで―　増大号	5,500 円	
	No. 48　眼科における薬物療法パーフェクトガイド　増大号	5,500 円	
	その他号数（号数と冊数をご記入ください） No.		

○印	書籍・雑誌名	定価(税込10%)	冊数
	ストレスチェック時代の睡眠・生活リズム改善実践マニュアル	3,630 円	
	美容外科手術―合併症と対策―	22,000 円	
	ここからスタート！眼形成手術の基本手技	8,250 円	
	超アトラス 眼瞼手術―眼科・形成外科の考えるポイント―	10,780 円	
	PEPARS No. 87 眼瞼の美容外科 手術手技アトラス　増大号	5,500 円	
	PEPARS No. 147 美容医療の安全管理とトラブルシューティング　増大号	5,720 円	

お名前	フリガナ 　　　　　　　　　　　　　　　　　　　印	診療科
ご送付先	〒　　－ □自宅　　□お勤め先	
電話番号		□自宅　　□お勤め先

雑誌・書籍の申し込み合計 5,000 円以上のご注文は代金引換発送になります

―お問い合わせ先―
㈱全日本病院出版会営業部
電話　03(5689)5989

FAX　03(5689)8030

年　　月　　日

住 所 変 更 届 け

お 名 前	フリガナ	
お客様番号		毎回お送りしています封筒のお名前の右上に印字されております8ケタの番号をご記入下さい。
新お届け先	〒　　　　　都 道 　　　　　　府 県	
新電話番号	（　　　　　　）	
変更日付	年　　月　　日より	月号より
旧お届け先	〒	

※ 年間購読を注文されております雑誌・書籍名に✓を付けて下さい。

☐ Monthly Book Orthopaedics（月刊誌）
☐ Monthly Book Derma.（月刊誌）
☐ 整形外科最小侵襲手術ジャーナル（季刊誌）
☐ Monthly Book Medical Rehabilitation（月刊誌）
☐ Monthly Book ENTONI（月刊誌）
☐ PEPARS（月刊誌）
☐ Monthly Book OCULISTA（月刊誌）

FAX 03-5689-8030

全日本病院出版会行

Monthly Book OCULISTA バックナンバー一覧

2020.5. 現在

通常号 3,000 円＋税　　増大号 5,000 円＋税

No. 9 以前のバックナンバー，各目次等の詳しい内容はホームページ(www.zenniti.com)をご覧ください.

編集主幹：村上　晶　順天堂大学教授　　　　No. 87　編集企画：
　　　　　高橋　浩　日本医科大学教授　　　　中澤　徹　東北大学教授

Monthly Book OCULISTA　No. 87

2020 年 6 月 15 日発行（毎月 15 日発行）
　　定価は表紙に表示してあります.
　　　　　　Printed in Japan

発行者　　末　定　広　光
発行所　　株式会社　全日本病院出版会
〒 113-0033 東京都文京区本郷 3 丁目 16 番 4 号 7 階
　　　　　電話　(03)5689-5989　Fax　(03)5689-8030
　　　　　郵便振替口座 00160-9-58753
印刷・製本　三報社印刷株式会社　　　電話 (03)3637-0005
広告取扱店　㈱メディカルブレーン　　電話 (03)3814-5980